INTRODUCTION

A L'ÉTUDE DE

GUY DE CHAULIAC

PAR

P.-M.-E. CELLARIER,

DOCTEUR EN MÉDECINE,

CHIRURGIEN CHEF INTERNE A L'HOPITAL SAINT-ÉLOI ; CHIRURGIEN INTERNE DES HOPITAUX DE MONTPELLIER ; TRÉSORIER-ARCHIVISTE DE LA SOCIÉTÉ DE MÉDECINE ET DE CHIRURGIE PRATIQUES ; EX-AIDE-ANATOMISTE PRÈS LA FACULTÉ DE MÉDECINE DE MONTPELLIER ; ANCIEN ÉLÈVE DE L'ÉCOLE-PRATIQUE D'ANATOMIE ET D'OPÉRATIONS CHIRURGICALES ; EX-CHEF DE CLINIQUE CHIRURGICALE (PAR INTÉRIM) ; HONORÉ D'UNE MÉDAILLE D'ARGENT (CHOLÉRA 1854) ;

Scientiæ enim per additamenta fiunt : non enim est possibile eumdem incipere et finire. Pueri enim sumus in collo gigantis, quia videre possumus quicquid gigas et aliquantulum plus.

(GUIDONIS DE CAULIACO.)

Chaque siècle peut étendre son horizon et contempler ce que les siècles passés ne pouvaient pas apercevoir ; mais c'est à la condition que chacun montera sur les épaules du précédent.

(LORDAT, Leçons de physiol., *De la Perpétuité de la médecine*, p. 31.)

MONTPELLIER,

JEAN MARTEL AÎNÉ, IMPRIMEUR DE LA FACULTÉ DE MÉDECINE,

rue Canabasserie 2, près la Préfecture.

1856

A LA MÉMOIRE DE MON PÈRE,

DE MON FRÈRE PIERRE CELLARIER, LIEUTENANT DE VAISSEAU,

DE MA SOEUR ANASTASIE PROVENCAL NÉE CELLARIER!...

A MA MÈRE.

A MON FRÈRE FÉLIX CELLARIER,

AVOCAT, LICENCIÉ ÈS LETTRES.

A MES SOEURS

FÉLICIE, EUDOXIE, MARIE CELLARIER.

A MA NIÈCE ANTOINETTE CELLARIER.

A MA MÈRE NOURRICE.

E. CELLARIER.

A Monsieur MONDOT,

Professeur de Littérature étrangère à la Faculté des Lettres de Montpellier.

E. CELLARIER.

PRÉFACE.

En écrivant cette *Introduction* de l'hôpital Saint-Éloi, nos regards se sont plus d'une fois portés sur la nouvelle tour de l'église Saint-Pierre, et nous avons été frappé de la coïncidence qui nous faisait appeler l'attention des hommes érudits sur l'œuvre scientifique de Guy de Chauliac, dans le même temps qu'on s'occupait à restaurer et à terminer l'œuvre religieuse d'Urbain V [1].

Si nos efforts pour mener à bout cette difficile entreprise n'ont pas été tout-à-fait malheureux, cette *Introduction*, corrigée par les observations des Maîtres, pourra servir de péristyle à une nouvelle édition de la *Grande Chirurgie.*

Malheureusement nous n'osons espérer d'avoir satisfait à la tâche que nous nous sommes imposée, nous en connaissons trop les difficultés.

Si la tour religieuse qui s'élève sous nos yeux est justement une reproduction exacte de celles que les siècles ont déjà construites à ses côtés, l'*Introduction à Guy de Chauliac* ne doit pas réfléchir seulement la lumière du passé : il faut montrer la majesté de ce vieil édifice de la science, en mesurer les proportions, en sonder les assises,

[1] Dans le même temps qu'Urbain V (1364) faisait bâtir à Montpellier le monastère de Saint-Germain, dont la chapelle est devenue la cathédrale de la ville, Guy de Chauliac publiait (1363) sa *Grande Chirurgie.*

le mettre en parallèle avec les autres monuments élevés à la chirurgie, et ne pas craindre d'y porter le flambeau de la saine critique.

Par des circonstances exceptionnelles, trois années passées comme interne à la clinique chirurgicale de l'hôpital Saint-Éloi, dans laquelle viennent se résumer les conséquences pratiques des idées médico-chirurgicales de l'École de Montpellier; des études anatomo-physiologiques poursuivies avec ardeur; enfin, une secrète prédilection, devaient m'entraîner vers un sujet chirurgical.

On s'étonnera peut-être que, témoin assidu des ressources d'un art si noble, je choisisse un sujet théorique, éloigné en apparence du côté pratique si habilement exposé par les Maîtres.

Qu'on y pense :

Les études historiques, dont l'importance ne peut être niée, offrent pour le développement de la chirurgie un vaste champ encore peu cultivé à Montpellier.

Le parallèle des Anciens et des Modernes élargit l'idée chirurgicale, donne le niveau de la science, fait entrevoir les perfectionnements dont elle est susceptible.

Instruit au sein de la pratique, c'est un devoir de ne pas négliger les connaissances théoriques, à cause de l'union intime, de l'importance réciproque de ces deux parties de la science.

Enfin, s'occuper de Guy de Chauliac, c'est rendre hommage à l'illustre École dont il est une gloire; c'est payer à celle-ci une dette de reconnaissance et d'admiration.

INTRODUCTION

A L'ÉTUDE DE

GUY DE CHAULIAC.

PREMIÈRE PARTIE.

CHAPITRE Ier.

ÉTAT DE LA CHIRURGIE AVANT LE XIVe SIÈCLE.

§ Ier. Des Arabes : Avicenne. — Rhazès. — Ali-Abbas. — Mesué. — Averrhoës. — Avenzoar. — Coup-d'œil chirurgical.

L'empire romain, opprimé par la farouche tyrannie des empereurs et par la licence effrénée d'une soldatesque licencieuse, affaibli par des démembrements successifs, fut enfin renversé par des torrents de barbares qui se répandirent dans toute l'Europe. Le carnage, la guerre, l'incendie, la désolation effacèrent les productions des arts et de la science antique. Comme pour achever cette œuvre de destruction, Mahomet sort des déserts de l'Arabie (622) avec une religion nouvelle, à la tête des Barbares du Midi, pour venir prendre sa part des dépouilles de l'ancienne civilisation.

Avant que les conquérants se soient établis dans leur nouveau domicile, que de nouveaux empires se soient formés et qu'un ordre quelconque puisse dissiper le chaos, plusieurs siècles s'écoulent, et déjà les derniers vestiges des anciennes connaissances sont presque effacés.

Après la première effervescence de la conquête, l'étude de la littérature et des sciences reparut. Mais où trouver les modèles perdus dans le triste incendie de la bibliothèque d'Alexandrie? Heureusement quelques débris de cette immense collection survécurent à la destruction. Les écrits d'Hippocrate, de Galien, d'Aristote, de Pline et de Dioscoride servirent à l'ardeur de connaître qui s'emparait déjà des Arabes vainqueurs. Les traductions se multiplièrent : Galien et Aristote furent les auteurs de prédilection, augmentés bientôt des idées mystiques et exaltées de l'Orient. Cette renaissance fut favorisée par les califes abassides : ils y prirent une part active, faisant traduire en arabe les auteurs grecs, élevant de riches bibliothèques et fondant des écoles célèbres.

A la culture de la philosophie, ils joignirent celle de la médecine et des autres sciences.

L'un des savants les plus remarquables de cette nation fut Avicenne[1] (vers 921). Loin de se livrer exclusivement à l'étude de la médecine, il considéra la logique et la métaphysique comme la science principale, et ne négligea point l'alchimie et les mathématiques. Composant ses canons ou règles médicales à l'aide d'emprunts nombreux faits à Hippocrate, Galien, Rhazès et Ali-Abbas, il amplifia la théorie de Galien sur les humeurs, et ses écrits furent en très-grande vénération en Orient. L'Occident participa plus tard à cet engouement, qui a duré jusqu'au XVIe siècle : Avicenne fut placé à côté de Galien. On s'explique ce respect exagéré, grâce à ses profondes connaissances dans la philosophie, à ses idées médicales, véritable corollaire de celles du savant de Pergame; enfin, à cette systématisation générale de la médecine, que l'on retrouve pour la première fois dans ses écrits, où il expose avec méthode la plus grande partie de ce qu'avaient dit les anciens et les Arabes, ses prédécesseurs et ses contemporains.

Les canons d'Avicenne furent lus, commentés, traduits dans toute l'Europe. Pendant un certain temps, il remplaça Hippocrate et Galien dans

[1] Abu-Ali-al Hosain-Ebn-Sina-al-Shaüch-al-Raüs.

l'estime générale ; une foule de professeurs se contentèrent d'expliquer ses pandectes dans leurs leçons.

Ses connaissances en chirurgie étaient très-superficielles. On lui doit une assez bonne description de la paralysie faciale et du spina-ventosa, dont Rhazès avait parlé ; des observations intéressantes sur les maladies des paupières et sur les hernies, qu'il n'opérait pas, d'après Sprengel, alors même qu'elles étaient étranglées. Sa matière médicale, beaucoup plus riche et plus variée que celle des anciens, donnait plus de puissance à la pratique.

Rhazès et Ali-Abbas vivaient, l'un un peu avant Avicenne, et l'autre à peu près à la même époque. Le premier[1] (880), surnommé l'*Experimentator*, à l'exemple de ses contemporains, embrassa la plupart des arts et des sciences, mais s'adonna particulièrement à la médecine et à la chirurgie, qui marchaient encore réunies. Il a laissé un traité intitulé : *Elkavi* ou *Helchavi*, *libri continentes*, dédié à Almansor, homme riche et puissant, habitant Cordoue où il avait attiré son protégé. Ce médecin a composé, en outre, des aphorismes et quelques traités peu importants. Le *Continent*, son prin-

[1] Mohammed-Ebn-Secharjah-Abou-Bekr-Arasi, natif de Ray, ville de l'Irak.

cipal ouvrage, se trouve divisé en dix livres; le septième seulement est affecté à la chirurgie. La supériorité de Rhazès tient surtout à sa longue pratique. Il dirigea long-temps un grand hôpital, et fut ainsi à même non-seulement d'observer la marche des maladies, mais encore de faire des remarques utiles pour la science. Le premier, il parle du spina-ventosa et le décrit assez bien. On le voit conseiller dans les accouchements laborieux des tractions sur le fœtus à l'aide d'une bande dont on entourait la tête [1]. Si cette pratique ne réussit point, il conseille de mettre le corps de l'enfant en lambeaux pour en faciliter l'extraction. Il cautérise la morsure des chiens enragés. Observant la régénérescence des os, il est conduit à la croyance de la régénérescence des chairs. Il rejette l'extirpation pour le cancer, lie et extirpe les polypes du nez. Pour les panaris, il plonge le doigt malade dans la neige, et quand cet organe a perdu toute sensibilité, il applique un caustique, etc.

Ali-Abbas (980), Perse d'origine, a laissé deux ouvrages, remarquables souvent, cités par Guy de Chauliac: l'un, *al Kamel*, est un traité de médecine; l'autre, *al Maleky-y*, *le Royal*, embrasse les diverses parties de la science. Ce médecin, d'un

[1] *V.* Black, Esquisse d'une histoire de la médecine et de la chirurgie.

esprit assez indépendant, conseille aux jeunes adeptes de fréquenter les hôpitaux [1], pour puiser auprès des malades des connaissances précieuses. Sa chirurgie est assez active : dans l'ascite, il fait la ponction au-dessous de l'ombilic, se sert du caustique contre l'hydrocèle, décrit la taille d'après Paul d'Égine, et conseille l'incision dans la fistule complète de l'anus.

Plus tard, nous voyons paraître plusieurs hommes recommandables par leurs travaux. Mesué le Perse (1017) s'occupa surtout de la thérapeutique et de la matière médicale. Averrhoës de Cordoue (1193), philosophe plutôt que médecin, est surtout connu par ses commentaires sur Aristote, d'où le nom de *commentateur* sous lequel on le désigne souvent dans le moyen-âge; il se distingue surtout par ses idées théoriques. C'est lui qui soutient que, dans les maladies, les causes immatérielles précèdent toujours les causes matérielles.

Avenzoar (980), natif de Séville, s'occupa surtout de chirurgie. Cet auteur, assez original dans ses vues, s'éloigne un peu des doctrines régnantes : il semble honteux cependant de s'occuper d'un art aussi méprisé de son temps. Avenzoar, comme tous

[1] Ce fut à Bagdad que les califes établirent les premiers hôpitaux et les premières pharmacies publiques. (*V.* Sprengel, vol. II, p. 252, *Hist. de la méd.*)

les bons praticiens, dédaignant les questions subtiles de la théorie, cherche souvent son appui dans l'expérience; mais, dans les cas douteux, il a recours aux lumières de Galien, le guide commun. Nous devons citer aussi Ebn-Beithar de Malaga, versé dans l'étude de la botanique et de la pharmacie.

La chirurgie agissante étant confiée à des personnes sans éducation, il n'est pas étonnant qu'elle fût négligée chez les Arabes. Albucasis, cependant, s'en occupa presque exclusivement; il représente à lui seul la chirurgie agissante des Arabes. « Le fer chaud et les cautères étaient les remèdes favoris d'Albucasis et des chirurgiens orientaux. Dans les douleurs invétérées, ils avaient, ainsi que les Égyptiens, une grande confiance pour l'ustion de la partie même affectée. Il décrit exactement la manière de pratiquer la paracentèse dans l'ascite; il fait mention de plusieurs instruments faits pour tirer du sang, et nous a laissé, sans contredit, la description d'instruments chirurgicaux, la plus ample et la plus exacte qu'on trouve parmi les anciens. Il donne différents moyens pour extraire le fœtus dans les accouchements laborieux. Il parle de la bronchocèle qui, d'après son observation, était plus fréquente parmi les femmes que parmi les hommes. Cet auteur nous apprend que l'opération de la taille ne se faisait chez les femmes arabes qui avaient le malheur d'avoir la pierre, que par des femmes. La pudeur (je penserais plutôt la jalousie des hommes) ne permettait pas, dit-il, qu'elles découvrissent à des chirurgiens le siége de la maladie[1]. »

Albucasis, en effet, employa le feu et les caustiques dans la plupart des lésions locales; il le fit avec bonheur dans le tic douloureux de la face, dans les luxations spontanées, dans la lèpre noueuse, dans les ulcères cancéreux, aux débuts de la cataracte, en cautérisant le sommet de la tête[2].

Cette série d'écrivains arabes eut une influence incontestable sur l'avenir de la chirurgie. Ils furent, sur quelques points, supérieurs aux arabistes à cause des beaux modèles de l'antiquité qu'ils imitèrent cependant trop servilement. Leurs défauts sont exactement reproduits par leurs successeurs; on les retrouve affaiblis dans Guy de Chauliac.

La description des symptômes écourtée pour faire place à l'énumération fastidieuse d'une foule de remèdes; la chirurgie sacrifiée à la médecine; les raisonnements subtils, spécialement chez Avicenne, prenant la place de l'observation et surtout de l'expérience; une crédulité excessive et superstitieuse, encombrant la pratique de talismans, de

[1] Black, Hist. de la méd. et de la chirur., trad. par Coray, 1798, p. 179-180.

[2] *V.* Sprengel, vol. II, pag. 329.

secrets merveilleux, d'interprétations astrologiques ; un manque de notions anatomiques qui laissa cette science au point où Galien l'avait portée ; une philosophie spéculative et une physiologie hypothétique, appliquées sans profit l'une et l'autre à la médecine ; des raisonnements subtils au lieu de faits ; des conjectures à la place de l'observation ; une adoration stupide des préceptes d'Aristote et de Galien ; un amour excessif du merveilleux ; enfin, l'ignorance de la pratique des contemporains : tels sont leurs défauts les plus saillants.

L'anatomie ne pouvait avancer chez un peuple esclave d'un dogme religieux, présentant la dissection cadavérique comme une chose impure, et croyant que l'âme restait encore dans le corps long-temps après la mort. Mais, en revanche, on doit reconnaître que la chimie, la pharmacie prirent chez eux un développement marqué, et la matière médicale conserve encore une foule de mots empruntés de l'arabe. Ces médecins ont transmis à l'Occident le goût de la médecine antique et fait faire quelques progrès par la description exacte de nouvelles maladies qui s'établissaient en Europe.

Le goût des sciences ne se conserva pas longtemps chez les Arabes. Il s'éteignit d'abord en Asie et dans l'Orient, quand les Turcs soumirent les califats de ces contrées sous leur joug despotique. L'Espagne soutint plus long-temps sa réputation :

Séville, Murcie, Tolède, eurent des écoles célèbres dans le Xe siècle; et celle qui s'illustra le plus fut l'école de Cordoue, possédant la plus riche bibliothèque du monde, composée, dit-on, de 250,000 volumes. Mais les luttes intérieures entre les vainqueurs et les vaincus, qui devaient se terminer par l'expulsion des Maures sous Ferdinand-le-Catholique [1], paralysèrent les premiers élans de l'ardeur scientifique.

§ II. Les arabistes : — Constantin l'Africain. — Magister Pontus. — Gérard de Crémone. — Hugues de Lucques. — Maître Roland. — Théodoric. — Roger. — Brunus. — Dinus del Garbo. — Guillaume de Salicet. — Lanfranc de Milan.

Pendant que les Arabes s'adonnaient à la culture des connaissances utiles, l'Occident, plongé dans l'ignorance, abandonnait aux moines la cure des malades, comme une œuvre de simple charité. On s'imaginait que les soins serviles et les prières étaient les seules choses utiles aux patients : idée enracinée encore dans l'esprit d'une foule de personnes superstitieuses et bornées. La guérison rapportée exclusivement aux secours de la Divinité devait multiplier les miracles et les pratiques superstitieuses.

La loi des Visigoths se fait une idée bien triste

[1] V. Florian, Précis historique sur les Maures d'Espagne.

de la médecine et plus encore de l'homme de l'art. « Lorsqu'un médecin, dit-elle, est appelé pour traiter une maladie ou panser une plaie, il faut qu'aussitôt après avoir vu le malade, il fournisse une caution et convienne du prix dont on paiera ses soins ; mais il ne pourra rien exiger si le malade vient à mourir..... Si un gentilhomme meurt des suites d'une opération, il sera [le médecin] livré aux parents du mort, qui pourront le traiter comme bon leur semblera [1]. »

L'influence civilisatrice de Charlemagne, qui fit enseigner la médecine dans quelques écoles sous le nom de *Physique;* les communications plus fréquentes avec l'Orient, créées par les croisades; plus tard, les voyages de Marco-Polo (1250), et de quelques autres, dans les parages éloignés de l'Asie et de l'Inde, et les travaux de Constantin l'Africain, contribuèrent puissamment à la propagation des connaissances médicales. Les juifs aussi participèrent grandement à cette communication de l'Orient avec l'Occident. Ils transportèrent en France les doctrines des Arabes, qu'ils puisaient surtout en Espagne, où des écoles célèbres avaient été fondées dans les villes principales, comme nous l'avons dit plus haut. Quelques israélites se livrèrent eux-mêmes à l'étude de la philosophie et de la méde-

[1] Lindenbrog, *Cod. legg. antiq. wisigoth.*, tit. I, p. 204.

cine; ils traduisirent en hébreu un grand nombre de manuscrits arabes. Malgré la répugnance qu'on avait à puiser à ces sources, comme, en définitive, leurs doctrines l'emportaient de beaucoup sur l'ignorance superstitieuse des moines, on alla y chercher souvent des notions nécessaires au soulagement des malades.

Ce fut auprès des couvents que se formèrent les premières écoles médicales. Parmi les plus anciennes, nous trouvons Salerne et Montpellier. Cette dernière eut l'avantage d'unir l'enseignement de Salerne à celui de Bologne, la médecine et le droit. Elles tenaient souvent leur renom d'un professeur dont la seule réputation attirait des adeptes.

Dans le XIe siècle, Constantin l'Africain (de Carthage), ayant vécu chez les Chaldéens, les Arabes et les Perses, savait parler et écrire toutes les langues mortes et vivantes, traduisait les Arabes en latin, disputait avec les savants d'Orient et d'Occident et les battait avec leurs propres armes, fondait en Italie l'école de Salerne, et, prenant l'habit de religieux, allait mourir au mont Cassin [1], fondé

[1] « Cet établissement jouissait déjà d'une telle célébrité au commencement du XIe siècle, que l'empereur Henri II de Bavière s'y rendit (en 1014) pour se faire délivrer de la pierre. Pendant son sommeil, S. Benoît lui apparut, pratiqua lui-même l'opération, lui mit la pierre dans la main et cicatrisa sa plaie. » (Sprengel, vol. II, pag. 355, *op. cit.*)

par Benoît de Nurcie pour le soulagement des malades.

Magister Pontus [1], plus connu sous le nom de Gario Pontus, fut, avec Constantin l'Africain, l'un des fondateurs de l'école de Salerne. Il s'occupa à la fois de chirurgie et de médecine. Son *Passionarius Galeni* est copié des anciens et des Arabes.

Avec ces hommes illustres, Salerne s'éleva au premier rang. Elle venait d'effacer la réputation des écoles espagnoles, lorsque Bologne, malgré le mauvais vouloir de Frédéric II, commença la première à lutter avec avantage par son chirurgien Hugues de Lucques (1214). Il est intéressant de suivre cette rivalité entre ces deux écoles d'Italie, et de la voir s'étendre aux autres centres scientifiques. Salerne, plus ancienne, avait les traductions de Constantin l'Africain et les écrits de Magister Pontus; Bologne, ceux de Gérard de Crémone (1114). Celle-ci eut, en chirurgie, maître Roland (1264), qui, de Parme, sa patrie, vint se fixer à Bologne, où il donna sa grande chirurgie; Théodoric, qui, dans son œuvre, commenta la chirurgie d'Hugues de Lucques, son parent. L'École Saler-

1. Le grec Kyrios Pontos, dont on a dû faire en Italie *Magister Pontus*, *Gario Pontus*, et par corruption *Guaripotus Garimpotus*, *Gariponus*, *Garnipulus*, *Warimpotus*, *Warmipotus*, *Raimpotus*.

nitaine opposait Roger [1], qui, abandonnant l'Italie, vint se fixer à Montpellier [2]; et les quatre maîtres commentateurs de Roland. Mais elle déchut peu à peu de son ancienne splendeur, et vers le milieu du XIVe siècle était complètement éclipsée.

En dehors de ces deux centres, Brunus, père de Dinus del Garbo, publiait à Florence sa chirurgie grande et petite; Guillaume de Salicet (né à Plaisance), après avoir parcouru toute l'Italie, donnait à Crémone le fruit de son expérience dans un livre que Lanfranc de Milan devait compiler pour produire la troisième secte chirurgicale dont parle Guy de Chauliac.

« Les sectes [3] qui couraient de mon temps parmy les opérateurs de cest art..... furent cinq. La première fust de Rogier, Roland et des quatre maistres qui indifféremment à toutes les playes et apostèmes

[1] La bibliothèque de la Faculté de médecine possède un manuscrit contenant la *Chirurgia magistri Rogerii*, du XIVe siècle, N° 89. Nous pourrons nous livrer plus tard à des études intéressantes sur ce chirurgien.

[2] Il ne faut pas trouver extraordinaire que Roger, de Salerne, vienne à Montpellier. La nécessité des voyages était bien reconnue alors, pour acquérir des connaissances plus étendues. Constantin l'Africain avait parcouru toute l'Asie. Ægidius, de Corbeil, près Paris, alla s'instruire à Salerne; Gaddesden, à Montpellier; Guy de Chauliac, à Bologne, etc.

[3] Dans mes citations de la *Grande Chirurgie* de Guy de Chauliac, je suivrai la traduction assez fidèle de L. Joubert, quand je ne rapporterai pas le texte latin.

procuroyent sanie ou suppuration avec leurs boullies et paparots, se fondans sur cela du 5e des aphorismes: les laxes sont bons et les cruds mauvais.

»La seconde fust de Brun et de Théodore, qui indifféremment desseichoyt toutes playes avec du vin seul, se fondans sur cela du 4e de la thérapeutique: le sec approche plus du sain, et l'humide du non sain.

»La troisième secte fut de Guillaume de Salicet et de Lanfranc, qui, voulant tenir le milieu entre ceux-cy, procuroyent ou pansoient toutes playes avec unguents et emplastres doux: se fondans sur cela du 14e de la thérapeutique, que la curation a un moyen, que soit traitée sans fraude et sans douleur [1]. »

Dans leurs œuvres, la plupart de ces arabistes se copient mutuellement sans se citer, ou copient les anciens. Roger transcrit souvent Albucasis, compilé par Brunus et pillé par Guillaume de Salicet; Lanfranc imite servilement Guillaume de Salicet; Théodoric copie Brunus et Hugues de Lucques.

Le style de la plupart des auteurs de cette ère est si obscur, qu'il est difficile de les bien comprendre. Leurs écrits rebutent d'autant plus, qu'il faut

[1] Chapitre singulier.

courir long-temps pour trouver une idée neuve basée sur l'observation. On est souvent très-embarrassé pour suivre la filiation et le développement si lent, si obscur de la pratique chirurgicale, avec des écrivains dont on ne connaît bien ni l'époque de la naissance, ni celle de la mort, ni souvent même le pays.

Ils emploient l'instrument tranchant avec une extrême timidité, le remplacent par le cautère actuel ou potentiel, par les emplâtres composés d'une foule d'herbes, et conservent les pratiques superstitieuses des Arabes et des moines ignorants, en s'efforçant de les expliquer par des hypothèses astrologiques ou de ridicules théories humorales. En résumé, ils ont peu ajouté à la chirurgie d'Albucasis, qui leur a servi de modèle. Guillaume de Salicet est le seul qui se distingue parmi eux par sa vaste pratique, par sa connaissance des anciens et par quelques observations intéressantes.

Lanfranc, le Milanais, transporta à Paris les idées chirurgicales de la haute Italie, comme Roger le Salernitain, celles de la partie méridionale de cette contrée. Malgré ces conditions favorables, l'art chirurgical fut négligé en France jusqu'au milieu du XIVe siècle. Lanfranc n'alla guère plus loin que ses contemporains : il fut même moins hardi que Guillaume de Salicet, son maître. Roger n'avait apporté rien de nouveau à

Montpellier, qui possédait les traductions des écrivains arabes, dont *la Rogérine* n'était qu'une compilation.

Les autres parties des connaissances médicales étaient cultivées en France, comme en Angleterre, par des hommes du plus haut mérite. Instruit par Albert-le-Grand sur toutes les parties des connaissances du temps, Roger Bacon (1214) eut la hardiesse de désapprouver la marche philosophique généralement suivie, de démontrer la vanité de la scholastique. Ses grandes découvertes dans la physique et la chimie, aussi bien que l'audace de son génie, lui suscitèrent une foule d'ennemis. Persécuté, accusé de magie, il fut jeté dans les fers et n'en sortit définitivement que vers la fin de ses jours. Son émule, Raymond Lulle (1236), esprit ardent et passionné, se livra à l'étude de la philosophie et des sciences physiques, surtout de la chimie, pour laquelle il proclama la nécessité de l'expérience : c'est lui, le premier, qui révéla l'existence de la cabale [1].

Nous citerons parmi les médecins célèbres de cette époque : Jean le Milanais (1100) ; Gilles de Corbeil, *Ægidius Corboliensis* (1169) ; Gilbert d'Angleterre ; Beitharides (1248) ; Thaddée de

[1] *V.* la Kabbale, ou la Philosophie religieuse des Hébreux, par Ad. Franck, 1843.

Florence ; Pierre d'Abano ou d'Apono (1256); Jean de Saint-Amand (1260); Pierre d'Espagne, *Hispanus* (1264); Arnaud de Villeneuve (1285).

Malgré les subtilités de la scholastique et le mysticisme des Arabes qui occupait les esprits, ce siècle se distingue par quelques inventions et découvertes importantes : les télescopes, les microscopes et la boussole.

CHAPITRE II.

PREMIÈRE MOITIÉ DU XIVe SIÈCLE.

§ Ier. Littérature. — Philosophie. — Église.

Le XIVe siècle est marqué par le réveil de l'esprit humain, qui prélude admirablement aux premières idées d'indépendance et de libre examen. La puissance féodale et cléricale commence à s'inquiéter d'un pouvoir nouveau qui s'éveille : la commune et la bourgeoisie. La société, dans le Midi de la France, comprend mieux le chant des trouvères ; la poésie se perfectionne aux accents inspirés de Dante et de Pétrarque : les beaux-arts reparaissent avec des tons adoucis. Les connaissances utiles cultivées avec ardeur font déjà pressentir les découvertes nouvelles qui sont près d'éclore, et la chirurgie s'élève, avec Guy de Chauliac, à la hauteur d'une science indépendante.

Ce siècle se tourne vers les productions de l'antiquité, les médite, les approfondit. Déjà le continuateur du roman de *la Rose*, Jehan de Meung, devient frondeur. Au milieu de compilations indigestes et d'une érudition telle, comme dit Gerson, qu'il n'est personne qui puisse lui être comparé dans la langue française, l'on retrouve une critique ardente se dirigeant surtout contre les nobles et le clergé. Dans les fabliaux, la satire est plus vive, plus mordante, mais aussi plus spirituelle. L'esprit moderne commence à se dessiner en France; « il devient alors raisonneur et ingénieux, c'est-à-dire éminemment français. Mais tout en prenant une direction particulière, il ne renonce pas pour cela à donner l'impulsion aux nations qui l'environnent; de toutes les qualités de l'intelligence, il choisit, pour sa part, celle qui a la plus grande généralité, le bon sens : l'esprit de la France sera, comme sa langue, entendu par tout le monde [1]. »

Les arts, de leur côté, firent des progrès grâce à l'architecture. Au commencement du moyen-âge, en servant les puissances du jour, église et féodalité, l'architecture domina tous les autres arts, les rendit tributaires de son domaine et releva leur importance; aussi tous, et surtout la sculpture

1 J. Demogeot, Hist. de la littér. franç., p. 125, 1855.

et la peinture, suivirent la fortune de l'architecture, progressant ou rétrogradant avec elle. En adoptant le style gothique dans les monuments religieux, elle put donner satisfaction à ce goût des génies du temps, grandiose et sévère, bizarre et hardi à la fois.

Mais, après le XIIIe siècle, cet engouement pour les édifices religieux se ralentit en France, tandis qu'en Italie il se modifia, en joignant à la forme gothique la forme pure de l'antiquité. Cette réforme, commencée par Le Giotto, fut continuée, dans Brunelleschi et Donatello, par les deux chefs-d'œuvre du palais Pitti à Florence et du dôme de Sainte-Marie *Del Fiore*, et dans Ghiberti, par le baptistère de la même ville. C'est aussi dans cette période que l'architecture et la sculpture se mirent au service de la bourgeoisie. Le pouvoir municipal fit alors construire des hôtels-de-ville, et les riches marchands des villes libres allèrent se fixer dans des palais.

Pendant ce temps, Clément V, à la sollicitation de Philippe-le-Bel, transportait le siége pontifical à Avignon, et commençait cette série de pontifes français qui illustrèrent la chaire de S. Pierre, enrichirent par leurs largesses tout le Midi de la France, et y donnèrent une impulsion inaccoutumée au développement des sciences et des lettres, aux dépens de l'Italie et surtout de Rome abandonnée aux luttes des factions rivales. Clément V, appelé auparavant Bertrand de Gouth ou Goth, était né à Villandreau, dans le diocèse de Bordeaux, dont il devint archevêque : il se fit sacrer à Lyon le 14 novembre 1305. D'accord avec Philippe-le-Bel, il prononça la suppression de l'ordre des Templiers. Ce pape avait, pendant un certain temps, transféré la chaire pontificale d'Avignon à Carpentras, ville qui se trouvait sous sa domination. A sa mort (1314), les cardinaux s'assemblèrent dans cette dernière ville ; mais les lenteurs du conclave irritèrent le peuple, qui se révolta, pilla les palais des cardinaux italiens et mit le feu au palais épiscopal. Philippe-le-Long, frère de Louis-le-Hutin, envoya les cardinaux à Lyon. Jacques Dossat, fils d'un cordonnier de Cahors, cardinal-évêque de Porto, fut élu sous le nom de Jean XXII (1314). Il s'établit à Avignon, où il fit construire le palais des papes. En 1334, Jacques Fournier, fils de Guillaume meunier de Laverdun, au comté de Foix, succéda au précédent sous le nom de Benoît XII.

Après lui vient Clément VI (1342), bénédictin et ancien archevêque de Rouen, fils de Guillaume seigneur de Canilhac en Limousin. Ce fut lui qui acheta de Jeanne, reine de Provence, la ville d'Avignon et le Comtat Venaissin pour 80,000 florins (800,000 francs à peu près). Le cardinal

Étienne d'Albert, né à Brissac, lui succéda (1355) sous le nom d'Innocent VI.

A sa mort, Guillaume de Grimoard, abbé de Saint-Victor, prit le nom d'Urbain V. Le nouveau pontife fit son entrée à Avignon le 30 octobre 1363. Ce pape, qui, avant d'être élu, avait professé le droit avec éclat à Montpellier, voulut laisser à cette ville un digne souvenir de son affection. Il fonda le monastère de Saint-Germain pour l'ordre des Bénédictins, dont il avait fait partie. L'église de ce monastère est aujourd'hui la cathédrale, et le couvent est affecté à la Faculté de médecine : Urbain V[1] vint lui-même, en 1367, consacrer cette grande œuvre. Il créa dans cette ville le Collége des Douze Médecins, autrement nommé *Collége de Mende*, parce que douze étudiants en médecine du diocèse de Mende, sa patrie, devaient y être entretenus à ses frais.

Cette translation du Saint-Siége à Avignon, favorable pour le Midi de la France, fut fatale à la papauté. Elle livra Rome aux discordes civiles, amena la révolte de Rienzi, laissa le champ libre aux manœuvres ambitieuses et à la rivalité in-

[1] « Le buste de cet illustre bienfaiteur de Montpellier demeure ignoré dans un mur intérieur de l'ancien Collége de Mende (maison N° 1, rue St-Matthieu), jusqu'à ce que la reconnaissance publique le transporte au Musée, ou mieux à l'École de médecine. » *(De l'antiquité de Montpellier.)*

quiète des Colonna et des Orsini, amena, à la mort de Grégoire XI, qui avait reporté en Italie le siége pontifical, le grand schisme d'Occident (1377), et compromit leur autorité spirituelle jusque-là si respectée.

Protégée par les papes, la théologie voyait marcher après elle la scholastique, ainsi nommée parce qu'elle se forma dans les écoles instituées du temps de Charlemagne. Union de la dialectique et de la théologie de S. Augustin, agrandie plus tard par la philosophie aristotélique des Arabes, la scholastique naquit au IXe siècle pour grandir peu à peu jusqu'au XIVe. Elle rétrécit l'activité intellectuelle en lui permettant seulement de s'exercer sur de vaines subtilités, affaiblit l'importance des connaissances positives et pratiques, fit négliger les études historiques, proscrivit l'expérience, et régna malheureusement pendant tout le moyen-âge.

Mais dans le XIVe siècle elle se retourne déjà contre elle-même, et acquiert une puissance dangereuse en donnant des armes aussi puissantes pour défendre que pour attaquer les principes fondamentaux. Au commencement de cette période, le réalisme triomphe avec l'idée aristotélique des Arabes. L'autorité de S. Thomas d'Aquin, de Bonaventure, consomme l'union intime de la religion et de la philosophie. Le premier, idéaliste par principe, se fit de nombreux disciples. De Naples, son pays natal, il vint à Paris pour y recueillir les leçons d'Albert-le-Grand, et, dans sa *Summa theologiæ*, établit un système de théologie philosophique long-temps suivi dans les écoles; il fit mieux connaître Aristote, jusqu'alors mal traduit et mal commenté. Bonaventure, le second, possesseur d'une vaste érudition, approfondit les idées des Arabes et d'Aristote, pour tomber enfin dans le mysticisme et pour y chercher le bien suprême. L'Église canonisa ces deux hommes remarquables.

Le docteur subtil Jean Duns Scot (1275) chercha le principe de certitude dans la révélation. Adversaire de S. Thomas d'Aquin, il devint le chef d'une école opposée, qui perpétua la dispute des réalistes et des nominaux, sous les noms de *Thomistes* et de *Scottistes*.

Mais bientôt des esprits sages et moins exaltés commencèrent à soupçonner la vanité des luttes scholastiques, et émirent leurs idées timidement, jusqu'à Guillaume d'Occam, mourant persécuté, en 1347, pour avoir combattu le despotisme des idées et s'être attaché à lutter contre la domination du principe d'autorité. Son scepticisme eut une heureuse influence sur l'étude des connaissances humaines, qu'on chercha à approfondir par des expériences plutôt que par de vaines subtilités.

§ II. Chirurgie et médecine au commencement du XIVe siècle. — Mundinus. — Dinus del Garbo. — Gentilis. — Bertrucius. — Jean Gaddesden. — Henri de Mondavilla. — Bernard Gordon.

Jetons un coup-d'œil rapide sur la chirurgie en Europe, pour en constater le développement au moment où parut Guy de Chauliac.

L'Italie soutenait encore son ancienne réputation par l'École de Bologne. Là, Mundinus (1325) s'occupe de chirurgie; il s'efforce d'étendre les connaissances anatomiques ; mais il est arrêté dans ses recherches par l'édit de Boniface VIII, défendant de faire bouillir ou macérer les cadavres pour faire des squelettes. Le professeur de Bologne dit: *Ossa autem alia quæ sunt infra basilare non bene ad sensum apparent, nisi ossa illa decoquantur; sed propter peccatum dimittere consuevi*[1]. Cependant ses scrupules ne l'empêchent point de faire des leçons sur le cadavre humain.

Dinus del Garbo (1319), fils de Brunus del Garbo, s'adonne avec avantage à la médecine et à la chirurgie, et transmet à son fils les connaissances qu'il avait recueillies auprès de son père. Il est surtout connu par son amitié avec Pétrarque, dont il mérita les éloges.

[1] *V.* Black, *op. cit.*

Gentilis ou Gentilibus de Foligni, en Italie, élève de Thadée de Florence, laissait entre autres ouvrages estimés un traité sur les hernies.

Bertrucius (1342), plus connu pour avoir été cité par Guy de Chauliac, qui l'appelle son maître, que par ses ouvrages, donne des leçons d'anatomie à Bologne sur les cadavres humains, et entretient le goût d'une science si utile à la chirurgie.

L'Angleterre produit Jean de Gaddesden (1314), élève de Gordon, professeur à Montpellier. C'est pendant son séjour dans cette dernière ville qu'il eut, nous pensons, occasion de se lier avec Guy de Chauliac, car il lui envoya plus tard son ouvrage intitulé : *Rosa anglica quatuor libris distincta : de morbis particularibus, de febribus, de chirurgia, de pharmacopœa* [1]. « Finalement, écrit Guy de Chauliac, s'est eslevé une fade Rose anglaise, qui m'a esté envoyée, et je l'ai veuë. J'avais cru de trouver en elle suavité d'odeur, j'ay trouvé les fables de l'Espagnol, de Gilbert et de Théodoric [2]. » Auteur peu original, Gaddesden a aussi pillé Gordon et copié Théodoric.

En France, nous trouvons à citer Henri de Mondavilla ou d'Hermondavilla, qui, de Montpellier, où il fit son éducation médicale et où il professa long-temps, se dirigea sur Paris et

[1] *Papiæ*, 1492 ; *Venetiis*, 1506, in-fol.

[2] Chapitre singulier.

s'adonna à l'étude de la chirurgie. « Il commença en 1306 son traité, qui devait se composer de cinq livres, et en 1312 il avait déjà achevé les deux premiers, lorsqu'il fut obligé de suivre le roi en diverses parties du royaume. Il avait donc tout abandonné; ses études, ses cours et son livre, dans l'espoir d'une juste récompense. Il paraît qu'il n'eut pas beaucoup à se louer de la munificence royale, et après avoir perdu, comme il le dit lui-même, beaucoup de temps inutilement, il obtint ou il reçut son congé définitif, et revint à Paris, où il se remit à son œuvre...... Guy de Chauliac, qui cite cet ouvrage avec honneur, dit que Henri ne put l'achever, étant prévenu par la mort. Le fond en avait été fourni, comme Henri l'indique lui-même, par Avicenne pour l'anatomie, Théodoric pour les blessures et Lanfranc pour le reste. Guy de Chauliac lui donne encore cette louange [1], qu'il est le premier qui ait joint des figures à ses descriptions anatomiques. Je trouve, en effet, quatorze figures coloriées dans

[1] Voici les paroles de Chauliac: « Par ces deux moyens (dissections et lecture des livres), on parvient à la cognoissance de l'anatomie ez corps des hommes, des cinges, porceaux, et plusieurs autres animaux: et non par les peintures, comme a fait le susdit Henric (d'Hermondavilla), qui avec treize peintures a semblé monstrer l'anatomie. » (Tr. I, doct. I, chap. 1.)

le manuscrit français, mais tellement insignifiantes qu'il ne valait pas la peine d'en parler [1]. »

A Montpellier florissait alors Bernard Gordon, auteur du *Lilium medicinæ*, où il s'occupe plus de médecine que de chirurgie, ne fournissant la plupart du temps que de vaines recettes pour les maladies où l'intervention de la main ou de l'instrument tranchant est si utile. Son ouvrage, fruit de vingt ans de professorat et de pratique auprès de l'École de Montpellier, eut une vogue méritée; car, au milieu d'idées bizarres et du goût du temps, on remarque de vastes connaissances, un esprit original, des observations curieuses, des moyens thérapeutiques nouveaux. Sans tous ces titres, son nom devait être signalé à la reconnaissance de la postérité par son invention si utile de brayers élastiques faits en fil de fer pour maintenir les hernies. Cet auteur, qui vivait à la fin du XIIIe et au commencement du XIVe siècle, a dû avoir pour auditeur Guy de Chauliac, qui ne le cite qu'avec le plus profond respect [2].

Le professeur de Montpellier justifie le titre de son *Lilium medicinæ*, disant : De même que le lys contient sept feuilles blanches et sept grains dorés, de même son ouvrage renferme sept parties, dont

[1] Malgaigne, Introd., dans les œuvres complètes d'Amb. Paré. 1840, pp. 51-52, vol. Ier.

[2] Ce qui n'empêche pas qu'il le critique parfois.

la première sera brillante comme l'or, et dont les autres seront comme transparentes et candides à raison de leur évidence. La première partie de ce traité contient, après les fièvres, les idées générales sur les plaies, les abcès, les ulcères, les fistules, les loupes, etc. Dans les autres parties, il expose les maladies des divers organes, en allant de la tête aux pieds.

Parmi d'autres ouvrages dus à la plume originale de Gordon, nous signalerons son traité *de Phlebotomia*[1].

Dans la première moitié de cette période, la chirurgie, pauvre encore, est seulement cultivée par quelques rares adeptes connaissant à peine une partie de son vaste domaine, sans se douter des grandes conquêtes qu'on pouvait y ajouter. Ils prenaient pour guide, dans le cercle borné de leurs connaissances, un ou deux auteurs, qu'ils finissaient par copier servilement, sans même s'en douter, tant ils s'identifiaient avec leurs modèles. Ils restaient à l'égard des autres dans une ignorance complète. On les voyait abandonner les grandes opérations à ces *périodeutes*, *tailleurs*, *inciseurs*, qui courant de ville en ville échappaient à la rancune des parents de leurs victimes.

La plupart des chirurgiens de cette époque

[1] *V.* Astruc.

étaient clercs, et avaient le plus souvent pour disciples, dans cette partie, des barbiers ignorants ne sachant pas même lire. L'Italie conservait encore son ancienne réputation, et les études anatomiques y étaient surtout en honneur. Les dissections sur le cadavre humain s'y faisaient bien avant qu'on songeât, dans les autres contrées, à jouir du même privilége. Ce grand avantage attirait les élèves, surtout dans la haute Italie, et c'est à Bologne que Chauliac va s'instruire sur la structure du corps humain et se perfectionner dans l'art des opérations.

Les connaissances chirurgicales éparses dans les divers auteurs, leurs découvertes isolées, les jalousies et la rivalité des diverses Écoles s'efforçant de renfermer dans leur sein les manuscrits précieux qu'elles s'étaient procurés avec tant de peine, la difficulté des voyages et des communications, rendaient improductifs les efforts des hommes studieux, et faisaient partout désirer un résumé complet et impartial des connaissances acquises, où les commençants trouveraient une instruction complète, et les maîtres un *inventaire* des découvertes de la science.

CHAPITRE III.

MONTPELLIER AU POINT DE VUE CHIRURGICAL.

§ Ier. L'École. — L'Université.

Si Montpellier remonte au-delà du VIIIe siècle, comme tout semble l'indiquer, l'on peut présumer que notre École est née auprès d'un temple, comme celle de Gnide et de Cos. Plus tard, les vestales deviennent des vierges chrétiennes, et les prêtres des médecins.

Au moyen-âge, Montpellier se montrait comme une ville choisie pour les arts et les sciences : le vrai trait d'union du Midi avec le Nord. Les Arabes, les Espagnols et les Italiens étaient attirés par le commerce ; les malades, par le climat et la position si favorable de cette ville, qui renfermait les médecins les plus renommés, soit parmi les Arabes et les Juifs, soit parmi les étrangers et les gens du pays. Vers le commencement du XIVe siècle, Jean, roi de Bohème, ayant perdu un œil dans une expédition en Pologne, vint consulter les docteurs de la Faculté pour l'œil du côté opposé, qui commençait d'être altéré. Les papes et les rois prenaient leurs médecins à cette École. Les hommes habiles dans l'art de guérir se succédèrent ainsi, et le côté pratique fut toujours le cachet spécial de leurs doctrines.

Sans doute cette École obéit aux idées du temps ; mais, au milieu même des subtilités scholastiques que les Arabes y avaient transportées, l'on reconnaît toujours sa prédilection pour les études cliniques. « Les malades arrivaient en foule, attirés, dit F. Bérard[1], par l'influence d'un commerce étendu, par les priviléges d'un climat délicieux, et par les miracles mêmes du pays qui multipliaient les ressources d'une population spirituelle et industrieuse. Cependant les hommes devenaient tous les jours moins simples et plus éclairés ; il leur fallait plus de remèdes et moins de prières. Les circonstances décidèrent la tournure que prit dès-lors notre École, tournure toute pratique, toute dirigée vers l'observation des maladies, et qu'elle s'est piquée de conserver jusqu'à nous. »

De l'Italie et de l'Espagne, le mouvement scientifique marcha vers Montpellier. Placentin, venu d'Italie, y fondait, en 1160, la première école de droit que la France ait possédée.

« Quelque ancienne néanmoins que soit notre École de droit[2], notre École de médecine paraît être plus ancienne encore. Elle a été long-temps en Europe l'unique émule de celle de Salerne, et sa célébrité, qui plus est, semble avoir eu la même

[1] Doct. méd. de l'École de Montpellier, p. 20.

[2] A. Germain, Histoire de la Commune de Montpellier, T. I, introduction.

date que son antiquité. Mais où trouver cette date? Problème bien difficile à résoudre aujourd'hui. Le premier document, un peu explicite à ce sujet, est une lettre de S. Bernard de 1153. Il y parle d'un archevêque de Lyon qui, en allant à Rome, tomba malade à Saint-Gilles et se détourna vers Montpellier, où, dit plaisamment l'austère abbé de Cîteaux, il dépensa avec les médecins ce qu'il avait et ce qu'il n'avait pas[1]. Ceci ne prouverait guère en faveur du désintéressement de nos Hippocrates d'alors, mais établit au moins l'existence de leur réputation comme praticiens dès le milieu du XIIe siècle. Un autre écrivain de ce siècle, l'évêque de Chartres Jean de Salisbury assure, de son côté, que de son temps on se rendait en foule à Montpellier et à Salerne pour y apprendre la médecine, et qu'on en revenait chargé de mots barbares ; d'où l'on pourrait induire, ce semble, que l'enseignement y était donné par des médecins juifs ou arabes. Gilles de Corbeil, à son tour, qui fut, comme on le rapporte, médecin de Philippe-Auguste, voulant faire l'éloge de Richard un de ses contemporains, dit que, sans l'éclat que ce vieillard répandait à Montpellier par ses lumières, la gloire de la médecine serait depuis long-temps éclipsée[2]. Témoignage parfaitement conforme à

[1] S. Bernard, *Epist.* 307, ann. 1153.

[2] *Ægid. Corbol.*, *De virtute et laud. medicam. composit.*

l'opinion de ceux qui, non contents de soutenir le droit d'aînesse de notre École de médecine, voient en elle, à une certaine époque, l'unique institution de ce genre dans toute la France. Montpellier est la source de l'art médical, dit encore au commencement du XIIIe siècle le moine Césaire d'Heisterbach[1]. »

Mais, au moyen-âge, une cause qui n'a pas peu contribué au développement de cette École, c'est la jouissance des avantages des villes libres. Soumise toutefois au pouvoir de ses seigneurs et plus tard des rois d'Aragon, elle sut défendre ses priviléges, se gouverner par elle-même, et subit plutôt la protection que la domination de ses maîtres[2].

A cette époque (XIIIe et XIVe siècles), Montpellier était célèbre non-seulement par son École de médecine, mais encore par son École de droit. Elle renfermait dans son sein une foule d'hommes éminents, qui devaient jouer un rôle important dans la vie publique, comme Pierre Jacobi, Jean Fabre, commentateurs des *Institutes;* Jean Rebuffi; Pierre Bertrand, plus tard cardinal d'Autun; Guillaume Grimoard, plus tard pape sous le nom

[1] *Cæsar. Cisterc. Illust. mirac. et histor. memorab., lib. VII, cap.* 25.

[2] C'est en 1349 que les rois de France achetèrent aux rois de Majorque, successeurs des rois d'Aragon, la seigneurie de Montpellier.

d'Urbain V; Pétrarque, qui, dans sa jeunesse, y passa quatre années à l'étude des lois, etc.

L'École de médecine devait fonder une gloire plus durable. Sa célébrité était déjà si bien établie dans le XIIe siècle, que l'autorité pontificale s'en émut. Le pape Honorius III envoya le cardinal Conrad (1220) pour donner à cette nouvelle puissance des statuts conformes aux idées religieuses de l'époque. L'évêque de Maguelone, chancelier-né de l'Université nouvelle, avait la haute main sur toutes les affaires de la nouvelle École. Les examens et les actes se passaient dans l'église de Saint-Firmin ou à Notre-Dame-des-Tables de Montpellier. Si l'autorité ecclésiastique voulait abuser de son pouvoir, c'était au pape qu'il fallait en référer, l'autorité des seigneurs et des rois étant annulée[1].

Nicolas IV, de son autorité, érige en Université l'ensemble des Écoles de Montpellier, en 1289. C'est toujours sous les auspices de l'autorité ecclésiastique que s'accordent les grades[2]. Il n'est pas

[1] Nicolas III, en 1278, à la requête de l'Université de Montpellier, annulle certaine licence conférée contrairement aux statuts par l'official de Maguelone (Bulle du 1er octobre 1278, ap. Arch. dép., *Livre des privilèges de l'Université de médecine de Montpellier*, fol. 4. — *V.* Germain, *op. cit.*)

[2] « En 1268, par exemple, Jayme Ier s'avise, en sa qualité de seigneur de Montpellier, de nommer un professeur de droit civil, sans le concours de l'évêque de Maguelone. L'évêque

étonnant que l'épiscopat absorbât peu à peu toute autorité, puisque la capacité et la science étaient de son côté. La protection des papes eut d'abord une heureuse influence sur les progrès rapides des études à cette époque. La plupart des chanceliers de l'École de médecine étaient des hommes distingués. Nous citerons parmi eux: Jean Jacques (1364), l'auteur du *Thesaurarium medicinæ* et d'un livre sur la peste, *de Peste;* Jean de Tournemire, surnommé *le docteur splendide*, et avant eux Guillaume de Béziers (1319), Jacques Gilles (1328), Jacques de Marseille (1338), Raymond de Molières (1338).

L'histoire officielle des sciences se retrouve facilement dans les universités; mais dans l'ombre des siècles, en dehors des écoles, les mêmes sciences se répandaient; la loi faite pour les chrétiens se

lésé excommunie aussitôt le professeur et quiconque suivra son enseignement. Jayme se plaint au pape; et Clément IV, qui n'avait pourtant pas la réputation de petit esprit, lui répond en lui citant un canon synodial d'Eugène III, qui investit les évêques du privilége d'instituer les maîtres et docteurs dans leurs chaires respectives. Vainement le seigneur de Montpellier objecte que l'évêque de Maguelone, si jaloux de sa prérogative à l'égard des autres Facultés, ne l'a pas encore revendiquée pour celle de droit. Clément IV donne gain de cause au principe sur l'usage, et, afin d'éviter tout malentendu, ajoute avoir lui-même conféré naguère la licence, à la Salle-l'Évêque, par ordre exprès de son prédécesseur Urbain V. » (Germain, *op. cit.*)

montrait intolérante à l'égard des juifs, des sarrasins, des mécréants. La manière dont les études étaient comprises alors, devait forcément faire naître une foule de petits centres ignorés, où s'assemblaient ceux qui se trouvaient dans l'impossibilité d'être admis dans les universités.

A cette époque, les études étaient longues et dispendieuses, au-dessus des ressources de beaucoup de familles. Plus tard, on exigea que les adeptes fussent issus d'un mariage légitime. A Montpellier, par exemple, un statut avait établi qu'on ne pourrait être reçu docteur sans être issu de légitime mariage, à moins de dispenses spéciales du Saint-Siége[1]. Dans cette même Université, les grades étaient conférés dans les églises par une véritable cérémonie religieuse, et les docteurs, entre autres serments exigés, s'obligeaient de ne recevoir aucun malade atteint d'affection aiguë, sans que celui-ci ne se fût déjà montré au prêtre.

Ces conditions éloignèrent ceux qui ne pouvaient satisfaire à ces exigences. Pour s'investir d'une autorité que la loi leur refusait, on les vit s'adonner à l'étude des sciences occultes. De ce nombre se trouvait la chirurgie, séparée de la médecine, reléguée à la porte des universités et confiée à la routine de barbiers ignorants, ce qui fait dire à L.

[1] Déclaration du 12 août 1313 : *Des privil. de l'Univ. de méd. de Montp.*, fol. 7.

Joubert que les laïques étaient tous des empiriques. Cette milice secrète devait être bien nombreuse, puisqu'il fallut défendre, par des édits, aux chrétiens et aux juifs, de pratiquer à Montpellier s'ils n'avaient été examinés et n'avaient reçu la licence[1].

La défense aux moines et à tout le clergé d'étudier la médecine a été renouvelée à des époques différentes et dans divers conciles : en 1162, au concile de Montpellier, par Alexandre III ; en 1163, au concile de Tours; en 1195, dans un nouveau concile de Montpellier, par Honorius III. Malgré toutes ces défenses, nous voyons les clercs n'en continuer pas moins à se livrer à la culture de cette science; bien plus, Jean d'Alais, qui professa long-temps à l'École de médecine de Montpellier, devint chapelain d'Urbain V.

Il était toutefois bien facile d'empêcher les clercs de se livrer à l'étude de la médecine. Les écoles et les universités relevaient directement des papes. D'après les statuts faits par le cardinal Conrad, légat d'Honorius III (1220), personne, à Montpellier, ne peut se livrer à l'enseignement public de la médecine, sans avoir été préalablement examiné et approuvé par l'évêque de Maguelone. Les clercs ne se seraient pas livrés à cette étude sans encourir toutes les sévérités de la discipline ecclésiastique.

[1] Astruc, Hist. de la Facult. de Montp., pag. 18.

sub omni severitate ecclesiasticæ disciplinæ. A cette époque, se moquer impunément des foudres de l'Église !

Si l'on réfléchit que la plupart des médecins étaient engagés dans les ordres ; que, d'après les statuts de Conrad, « nul professeur ou étudiant ne sera admis à aucune réunion, à aucune solennité doctorale ni à aucun cours, sans porter la tonsure, s'il jouit de quelque bénéfice ecclésiastique ou s'il est dans les ordres sacrés », on sera convaincu que l'étude des lois et de la médecine était loin d'être défendue aux membres du clergé. La défense devait s'entendre seulement de ces sciences cachées, comme l'astrologie, ou de celles qui, comme la chirurgie, exigent des sacrifices sanglants, car l'Église a horreur du sang.

Plus tard, dans le XVe siècle, quand Rabelais, cédant aux conseils de ses amis qui l'invitaient à obtenir du pape une absolution générale, rédigea sa supplique au pape Paul III, après avoir demandé à reprendre l'habit de Saint-Benoît, il réclame la permission de pratiquer l'art médical dans un but de charité, sans aucun espoir de lucre, et il ajoute, comme une formule ancienne, en n'employant toutefois ni le fer ni le feu : *citra adustionem et incisionem* [1].

[1] *V.* OEuvres de Rabelais, nouvelle édition, par L. Jacob, bibliophile.

Ce n'était donc pas une témérité pour les tonsurés de venir s'asseoir sur les bancs de l'École, mais bien de se livrer à l'étude de la cabale, de l'astrologie et de la chirurgie, sciences abandonnées aux juifs, aux sarrasins, aux sorciers, aux périodeutes, aux reboûteurs, aux mécréants.

Il fallait avoir une grande indépendance dans les idées, une certaine autorité dans la science, non pour s'en occuper théoriquement, mais pour les exercer en public. Guy de Chauliac eut cette hardiesse, et ne fut pas le seul clerc à suivre cette voie.

L'on comprend que l'histoire de la chirurgie agissante n'est pas faite au moyen-âge, quand on s'est occupé des universités enseignant dans le Midi. Chirurgie et médecine sont donc, historiquement parlant, séparées. Mais où trouver des documents précis sur la science de Guy de Chauliac dans le Midi de la France avant cet auteur? Lui seul, dans son *Chapitre singulier*, résume toute cette époque à ce point de vue. C'est par lui que la chirurgie pratique prit rang parmi les sciences universitaires, à cause des connaissances étendues qu'il exige de celui qui se livre à son exercice. Révolution mémorable, dont il ne comprit pas toute la portée. Il vulgarisait la science, forçait le clerc à l'abandonner au laïque, rapprochait le barbier du médecin. Mais ce résultat ne pouvait venir tout-à-coup. La Médecine s'affranchit peu à peu de l'Église par les chirurgiens, comme la poésie dramatique par les jeux et les mystères sacrés. Des confréries se formèrent pour jouer les ouvrages des trouvères, comme d'autres pour étudier les éléments de la chirurgie sous le nom de chirurgiens-barbiers.

En attendant cette époque, les barbiers ne semblent jouer dans le Midi aucun rôle actif dans l'œuvre médicale. Dans les statuts de leur corporation à Montpellier de 1252, il n'est question que de raser et de couper les poils, les dimanches et jours de fête exceptés, se réservant cependant de le faire pour les malades : *Hoc tamen retento quod radant et tondeant, per se vel per alios, capita hominum et feminarum vulneratorum vel infirmorum* [1]. Et cependant, ils devaient faire autre chose que raser et tondre; car Guy de Chauliac, en citant un emplâtre, ajoute : « et de celuy-ci usaient les barbiers de Montpellier. »

Du temps de Lanfranc, vers la fin du XIIIe siècle, les chirurgiens, en France, comme il le dit, étaient presque tous idiots, sachant à peine leur langue, *tous laïques*, vrais manœuvres, et si igno-

[1] *Ayso retengut empero que els razon e tondon, per se o per autres, los caps des malautes, sian homes ho femnas.* (Biblioth. nation., Cartul. de Montpellier, fol. 177. *V.* Germain, Pièces justificatives, T. III, pag. 457.)

rants, qu'à peine trouvait-on un chirurgien rationnel. Comme ils ne savaient point mettre de différence entre le cautère actuel et le cautère potentiel, l'un et l'autre étaient tombés, en France, dans le discrédit et presque dans l'oubli, malgré tout ce qu'en a dit l'antiquité, qui en a fait un grand usage [1].

Dans cette période même, les guérisons se multipliaient tellement et le nombre des saints était si considérable, qu'on fut obligé de déclarer qu'il n'y aurait miracle et canonisation du guérisseur que s'il était prouvé que la maladie était incurable, la cure instantanée, et le moyen employé, d'une action inexplicable par la théorie médicale [2].

§ II. Guy de Chauliac. — Sa vie. — Son caractère. — Ses écrits.

Gui ou Guy de Chauliac ou Caillat [3] est né, comme il le dit lui-même, sur les frontières de

[1] *V.* Biographie médicale de l'Encyclopédie des sciences médicales, art. *Lanfranc*.

[2] *V.* Bzovii *Annales ecclesiast.*, année 1373, N° 9, p. 1434.

[3] Dans le manuscrit de la Faculté de médecine de Montpellier, il y a G. de Caillat. On trouve des noms qui se rapprochent de celui-là, portés par les bourgeois et les consuls de Montpellier. Dans le statut consulaire du 18 mars 1244, on trouve *Guillelmus de Calvinacho* parmi les consuls. Dans la Charte de Pierre d'Aragon et de Marie de Montpellier en faveur des consuls et des bourgeois de cette dernière ville, on voit figurer parmi les consuls *Guido de Cabilionc*. Mais

l'Auvergne, dans le diocèse de Mende [1] et vraisemblablement au village de Chauliac. On présume, je ne sais sur quel fondement, qu'il étudia les humanités dans le collége de la cathédrale de Mende. D'après Peyrilhe, il était déjà clerc et avait au moins 25 ans en 1325. Il aurait donc eu plus de 63 ans quand il fit paraître sa *Grande Chirurgie;* ce qui s'accorderait assez bien avec ce qu'on trouve dans sa préface, qu'il a composé ce livre *pour le soulas de sa vieillesse.*

Probablement il commença ses études médicales à Montpellier; il est certain qu'il eut pour maître Raymond de Molières. Il le cite dans son chapitre singulier.... *ut dicebat in Montepessulano magister meus Raymundus* : celui-ci était chancelier de l'École en 1338.

De Montpellier, Guy de Chauliac alla à Bologne pour compléter ses études anatomiques. Bertruce, qu'il cite, fut-il ou non son maître?

ce qu'il y a de plus curieux, dans la même pièce, parmi les proscrits chassés de la ville et du territoire de Montpellier, pour toujours, par Pierre II d'Aragon : *Eos omnes exules a Montepessulano et a tota prædicta terra in perpetuum facimus, et omnia eorum bona et jura nobis retinemus;* on y voit le nom de *Magister Guido.* Il ne serait pas très-surprenant que ce *Guido,* chassé de sa ville natale, ne fût allé s'établir dans le Gevaudan, au village de Chauliac, et n'eût été la souche d'où est sorti notre chirurgien.

[1] Chap. singulier.

M. Malgaigne dit à cette occasion [1] : « Je remarquerai que Guy cite à plusieurs reprises Bertrucius sans l'appeler son maître de Bologne, et son maître de Bologne sans l'appeler Bertrucius. Dans un passage unique rapporté par Tiraboschi, on lit : *magister meus Bertrucius ;* mais L. Joubert, qui s'était appliqué à rechercher le texte pur de Guy d'après la collection des imprimés et des manuscrits, traduit simplement en cet endroit *maître Bertruce.* D'autres considérations militent, d'ailleurs, contre l'opinion générale. Le maître que Guy suivait à Bologne était chirurgien, et même d'un certain mérite, car on lui doit un procédé fort remarquable de réduction pour la fracture de la clavicule. Or, Bertrucius nous a laissé une compilation de médecine où il n'y a pas un seul mot de chirurgie ; la rédaction indique un homme laborieux sans doute, mais nullement un homme capable de penser par lui-même. Ajoutez, enfin, que Guy signale comme ayant été de son temps chirurgiens opérateurs à Bologne maîtres Peregrin et Mercadant, et qu'il laisse de côté Bertrucius, qui, cependant, ne mourut qu'en 1347 [2]. En consé-

[1] *Op. cit.*, introd., p. LXI.

[2] Je ne sais d'où M. Malgaigne a appris que Bertrucius mourut en 1347, mais ce n'est point, en tout cas, dans la *Chirurgie* de Guy de Chauliac, comme il semble le faire entrevoir par son renvoi au *Chapitre singulier*. Bertruce, au

quence, je ne saurais admettre que Bertrucius ait été son maître, et le nom de l'auteur du procédé pour la réduction de la clavicule demeure et demeurera toujours inconnu. »

Cependant, dans toutes les éditions latines que nous avons pu consulter, Chauliac désigne toujours Bertruce, au traité I, doct. I, chap. I, sous le nom de *magister meus*, et le texte original doit faire foi de préférence aux traductions. Bien plus, L. Joubert lui-même traduit *mon maître Bertruce*, du moins dans l'édition que nous avons sous les yeux, publiée à Tournon par Claude Michel, imprimeur de l'Université (1611)[1].

Remarquons-le, Chauliac appelle Bertruce son maître seulement dans son traité d'anatomie, faisant comprendre par là que Bertruce l'avait initié aux études anatomiques, car l'on ne peut mettre en doute qu'il n'ait entendu les leçons de ce profes-

reste, a laissé un ouvrage imprimé sous des noms différents : 1° *Compendium, sive, ut vulgo inscribitur, collectorium artis medicæ, tam practicæ quam speculativæ*, Lyon, 1509; — 2° *In medicinam practicam introduct.*, Strasbourg, 1533 ; — 3° *Methodus cognoscendorum tam particularium quam universalium morborum*, Mayence 1534.

[1] Il en est de même dans celle de Rouen (1632), que nous devons à l'obligeance de M. le professeur Alquié. Ce mot, toutefois, n'existe pas dans une édition antérieure de 1619 (Tournon, Claude Michel), qui se trouve dans la bibliothèque de la Faculté de médecine de Montpellier.

seur. Dans le même chapitre, il indique comment son maître s'y prenait pour disséquer méthodiquement les diverses parties du corps[1]. Ainsi, malgré l'autorité de M. Malgaigne, il nous paraît hors de doute que Bertruce fut le maître qui enseigna l'anatomie à Chauliac, et c'est avec raison que ce dernier lui donne ce titre, sans préjudice du maître en chirurgie qu'il a pu suivre à Bologne. Tâchons maintenant de déterminer quel fut ce maître.

Quand, dans sa *Chirurgie*, Guy parle de son maître de Bologne, il ne peut désigner par là ni Peregrin ni Mercadant, puisqu'il les cite comme chirurgiens opérateurs de son temps. Ceux-ci pouvaient être ses amis, ses anciens condisciples, mais non ses maîtres. Albert de Bologne ne serait-il pas le maître en chirurgie de Guy de Chauliac? Dans son traité III, doct. I, chap. I, on trouve ces mots : *ut dicebat Albert. Bonon. in lectura aphorismorum.* C'est bien la tournure de phrase qu'emploie notre auteur, *ut dicebat*, quand il rapporte ce qu'il a entendu; de plus, il l'a entendu dans un cours, *in lectura*; car, à cette époque, dans les leçons

[1] « Mon maître Bertruce l'a faite plusieurs fois en cette manière. Ayant situé le corps mort sur un banc, il en faisait quatre leçons », etc. (Trait. I, doct. I, chap. I; *De l'Anat. en général*, p. 35. Tournon, Claude Michel, imprim., 1611.)

publiques, le professeur lisait une partie d'un ouvrage ancien, puis le commentait. Il a donc suivi à Bologne les leçons d'Albert, commentant les aphorismes d'Hippocrate [1], et ce professeur doit être considéré, à bon droit, comme son maître. Quel était donc cet Albert de Bologne? Tous les dictionnaires biographiques qu'il nous a été donné de consulter sont muets à cet égard; il nous a donc fallu recourir à d'autres sources. Voici le résultat de nos recherches :

Dans sa *Nouvelle X*e (1re journée), Boccace parle d'un maître Albert de Bologne, « qui, selon son expression, était un très-grand médecin, dont la renommée s'était répandue dans le monde entier, et qui vit peut-être encore (1348) » : *Egli non sono ancora molti anni passati, che in Bologna fù un grandissimo medico e di chiara fama quasi a tutto il mondo, e forse ancora vive, il cui nome fù maestro Alberto.* Plus bas, il nous apprend, en outre, que ce maître Albert avait plus de 70 ans quand arriva l'anecdote dont il le fait le héros; anecdote qui, si elle est vraie, comme tout nous porte à le croire, prouve que les glaces de l'âge n'avaient pas plus refroidi son cœur qu'engourdi son esprit : *Il quale essendo già vecchio di presso a settanta anni, tanta fù la nobiltà del suo spirito ecc.*

[1] V. en particulier le traité VI, doct. I, chap. 1.

La concordance des dates et des noms ne peut guère nous permettre de douter que cet Albert ne soit le même dont parle Guy de Chauliac. Nous lisons encore dans une note sur cette *Nouvelle X*^e [1], que ce docteur Albert doit être *Alberto Zancari*, qui, si l'on s'en rapporte à ce qu'en a écrit Antonio Bumaldi [2], *scrittore di cose bolognesi*, méritait à tous égards les éloges que lui donne Boccace. Enfin, on lit dans l'ouvrage déjà cité [3], où Garzonius passe en revue les professeurs qui ont illustré l'École de Bologne : *Albertus Zancharius Hippocratis librum, quem Articellam vocant, diligenter exposuit, primum prœterea Avicennæ librum, dubia complura ad medicum spectantia memoriæ ac litteris prodidit* [4]. Nous pouvons donc conclure de ce que nous venons de dire que le maître de Guy de

[1] Edition de Firmin Didot frères, 1849.

[2] *Johannes-Antonius Bomaldus* est un pseudonyme ; son véritable nom est *Ovidius Montalbanus*, nom dont *Antonius Bumaldus* semble n'être que l'anagramme. (*V.* Muratori, T. XXI, *Johannis Garzonii*, *De dignitate urbis Bonon. comment.*, préface.) Il nous a été malheureusement impossible de consulter l'ouvrage de Bumaldi, que nous n'avons pu trouver dans la bibliothèque du Musée Fabre, malgré des recherches secondées par M. le bibliothécaire P. Blanc avec une obligeance dont nous le remercions. Les détails que nous donnons sur maître Albert seront donc forcément incomplets. Nous espérons pouvoir un jour combler cette lacune.

[3] *V.* la note précédente.

[4] Muratori, *Rerum italicarum script.*, T. XXI, p. 1162, C.

Chauliac s'appelait Alberto Zancari; qu'il est né, environ, vers 1270; qu'il a exposé et commenté, dans son enseignement, une partie des œuvres d'Hippocrate et d'Avicenne; qu'il a traité, soit dans ses leçons orales, soit dans ses écrits, diverses questions de médecine controversées; qu'il jouissait de son temps d'une grande renommée, et qu'il est mort vers 1348.

Revenons à Chauliac : de Bologne il dut se rendre à Paris, et de là à Montpellier, après avoir exercé long-temps la chirurgie à Lyon, comme il le rapporte [1]; enfin, sa réputation le fit appeler à Avignon auprès des papes. Aussi, quand il offre son livre aux chirurgiens des écoles où il a été, il commence d'abord par nommer Montpellier, puis Bologne, Paris, enfin Avignon, sa dernière résidence [2].

A son époque, pour recevoir la licence en médecine à Montpellier, il fallait avoir pratiqué quelque temps. Comme le bachelier reçu jurait de ne pas exercer dans la ville ou les faubourgs avant d'être licencié, il était obligé de s'expatrier, pour se mettre sous la direction d'un praticien expérimenté; il revenait ensuite prendre les derniers grades à Montpellier [3]. Très-probablement, Guy

1 Chap singulier.

2 *V.* son avant-propos.

3 *V.* Germain, Hist. de la Com. de Montp., T. III, p. 94.

de Chauliac profita de cet intervalle pour parcourir les diverses universités qu'il énumère dans son ouvrage. Il faut même placer à cette époque le long séjour qu'il fit à Lyon, *où j'ai*, dit-il, *longtemps pratiqué*[1]; mais il dut revenir à Montpellier pour y subir la licence, et recevoir l'accolade et la bénédiction doctorale.

Si Guy de Chauliac n'a pas commencé ses études médicales à Montpellier, on peut présumer qu'il a pris les premières leçons de son art à Toulouse. Dans son *Chapitre universel*, où sont cités les praticiens de son temps, il commence par indiquer ceux qui vivaient à Toulouse, puis à Montpellier, puis à Paris, enfin à Avignon. Dans le traité II, doct. II, chap. 4, il cite, sans le nommer, son maître de Toulouse.

Son séjour à Paris a dû être très-court. Cette ville ne pouvait lui offrir alors les secours qu'il avait à Montpellier. Lanfranc et Henri d'Hermondavilla n'existaient plus[2]; il ne trouve dans cette cité que maître Pierre de l'Argentière, parmi les chirurgiens de son temps, digne d'être rappelé. S'il avait voulu connaître les idées de Lanfranc, Bonet, fils de ce chirurgien, se trouvait à Montpellier avec les ouvrages de son père.

Notre auteur, comme on le voit, se complaît à

[1] *V.* Chap. univ.

[2] *V.* Malgaigne, Introd., *op. cit.*

citer ses maîtres. Celui de Toulouse lui donne les premières notions de la science, celui de Montpellier lui apprend la médecine; ceux de Bologne lui enseignent, l'un l'anatomie, l'autre la chirurgie; mais il n'indique nulle part qu'il ait profité des leçons d'un maître de Paris. Il l'aurait fait sûrement s'il avait assisté en écolier, comme le veut M. Malgaigne, aux exercices qui se faisaient dans cette Université.

Astruc raconte que Chauliac prit ses degrés à l'École de Montpellier. La preuve en est que celui-ci l'appelle *notre École, notre commune École de Montpellier*. Rien ne prouve cependant qu'il y ait professé : on pourrait toutefois le penser, d'après son admission auprès des papes d'Avignon. Ceux-ci faisaient leur choix parmi les hommes les plus distingués dans l'enseignement des universités. Urbain V fit Guy de Chauliac son chapelain commensal ou lecteur de sa chapelle. Il était bien son compatriote, peut-être son ami et son condisciple; mais, ayant lui-même professé avec éclat le droit à Montpellier, aurait-il, après son élévation au pontificat, conservé auprès de lui un homme sans renom et sans illustration dans l'enseignement? Les chapelains des papes étaient des savants distingués qui avaient déjà donné des preuves de leur savoir.

Son admission auprès des papes fut facilitée par

son état ; car Guy de Chauliac, comme la plupart de ses confrères, était engagé dans les ordres. A Avignon, il publia sa *Grande Chirurgie* en 1363, l'année même où Urbain V fut élu. Il était déjà auprès de Clément VI, comme il le dit lui-même, en 1348, lors des ravages de la peste noire, dont il nous a laissé l'histoire dans sa *Chirurgie*. Peut-être Guy de Chauliac, témoin des amours de Pétrarque, fut-il appelé à assister aux derniers soupirs de Laure, que le terrible fléau venait de moissonner ; peut-être recueillit-il de la bouche de cette femme les aveux d'un amour que le poète devait ignorer [1].

Guy fut lui-même atteint vers la fin de l'épidémie : « Je tombay en fièvre continue, avec un apostème à l'haine : et maladiay près de six semaines, et fus en si grand danger que tous mes compagnons croyoient que je mourusse : mais l'apostème estant meury, et traité comme j'ay dict, j'en eschappay au vouloir de Dieu [2]. »

Fixé dans la ville des papes, notre chirurgien y était encore en 1360, et dut y rester jusqu'à la

[1] Laure, fille d'Audibert de Noves, était unie à un jeune patricien d'Avignon. Elle avait été, en 1348, victime du fléau qui décimait alors les populations......... Le lieu de sa sépulture, qui avait été ignoré pendant plus de deux cents ans, fut découvert à Avignon dans l'église des Cordeliers. (Voy. *Fastes de la Provence*, par M. Fouques, vol. II, 1837.)

[2] Trait. II, doct. II, chap. 5.

fin de ses jours ; mais l'époque de sa mort nous est aussi peu connue que celle de sa naissance.

Il devait être noble le caractère de celui qui exigé de ses collègues les qualités qu'il énumère dans son ouvrage : « Il faut que le chirurgien, dit-il, soit bien morigeré. Soit hardy en choses seures, craintif ez dangers, qu'il fuye les mauvaises cures, ou pratiques. Soit gratieux aux malades, bienvueillant à ses compagnons, sage en ses prédictions. Soit chaste, sobre, pitoyable et miséricordieux : non convoiteux, ny extorsionnaire d'argent, ains qu'il reçoive modérément salaire selon son travail, les facultés du malade, la qualité de l'issue ou evennement et sa dignité [1]. »

[1] Pour apprécier à sa juste valeur la noblesse de ce langage, il est bon de se rapporter au siècle où il était tenu. Le charlatanisme, accepté partout, se montre dans les écrits mêmes des hommes les plus recommandables. Arnaud de Villeneuve convertit des lames de cuivre en lames d'or ; André, jurisconsulte, rapporte le fait, qui se passait à Avignon, comme très-connu. Il ne prouverait qu'une chose, d'après Astruc, c'est qu'Arnaud était plus fin qu'André, et savait se servir d'adresses qui sont aujourd'hui connues, et où personne n'est plus trompé. (Voir *Notice sur Arnaud de Villeneuve*, par M. Pouzin, *Éphémér. méd. de Montp.*, vol. II, mai 1826.) Le charlatanisme de Gaddesden, vivant à la même époque, doit nous paraître d'autant moins surprenant, que les écrits de tous les médecins de ce temps fourmillent de traits qui prouvent leur ignorance superstitieuse, leur fourberie et leur impudente effronterie. Ce qui importait le plus à Gaddesden, c'était de voir ses soins généreusement payés ; aussi recom-

Fidèle avant tout au devoir, nous le voyons, dans la peste de 1348, alors que les médecins, comme Vinario, fuyaient les atteintes du fléau, lui, rester à son poste. « Et moy, dit-il naïvement, pour éviter infamie n'osay point m'absenter : mais avec continuelle peur me préservay tant que je pus, moyennant les subdits remèdes. » Modeste au point de ne pas soupçonner sa valeur, il donne à sa chirurgie le nom de *Commentaire* ou *Collection*. Ce fut L. Joubert qui l'intitula *Grande Chirurgie*. Tout entier à la science, il ne pense point devoir

mande-t-il à ses confrères de prendre toujours des arrangements pour les honoraires, avant d'entreprendre la guérison d'un malade. (*V.* Kurt Sprengel, *Hist. de la méd.*, trad. Jourdan, vol. II, p. 450.) « Gordon nous fait voir que, dans son siècle tout religieux, l'intérêt pécuniaire n'en était pas moins le seul mobile des médecins, et que leur charité était en rapport avec la bourse de leurs malades : *Si tussiculosus fuerit pauper, retineat frequenter anhelitum, quantum erit possibile ; et si sic non curetur, sufflet ignem quotidie sine omni pietate, et curabitur.* » (Notice sur Bernard Gordon, *Éphémér. méd. de Montp.*, T. III, décembre 1826.) « On trouve dans ce siècle, dit Sprengel (*op. cit.*, vol. II, p. 428), des ecclésiastiques qui, par leur habileté dans le traitement des maladies, acquirent des richesses immenses et parvinrent aux premières dignités. Jusqu'alors, ils avaient eu aussi la surveillance des hôpitaux ; mais leur avidité insatiable et leurs fraudes criantes provoquèrent enfin la décision de l'École de Vienne, portant qu'à l'avenir ces établissements ne seraient plus administrés que par les laïques, afin que les malades fussent mieux soignés. »

garder secrets les moyens de guérison, et, dans le chapitre des hernies, il donne la recette d'un *remède qui lui a été révélé en secret par quelque grand personnage*. On ne peut s'empêcher d'admirer en lui ce vif sentiment de justice qui éclate dans les conseils qu'il donne aux chirurgiens appelés à émettre leur avis dans les questions médico-légales.

Les ouvrages qu'on lui attribue sont :

1° Le Formulaire, connu sous le nom de *Chirurgia parva Guidonis ;*

2° Un traité sur l'astrologie ou l'astronomie ;

3° Un traité sur la cataracte ;

4° *Lapidarius, de conjunctione animalium ad se invicem : de conjunctione herbarum ad se invicem : de physiognomia ;*

5° *Consilia medica ;*

6° Traité sur les hernies ;

7° *Inventarium, sive Collectorium artis chirurgicalis medicinæ*, ou bien *Grande Chirurgie*

1° Le *Formulaire* paraît être le premier ouvrage de Guy de Chauliac, connu sous le nom de *Chirurgia parva Guidonis*. On le trouve à la fin de certaines éditions latines de la *Grande Chirurgie*. Dans celle de M D LIX, qui se trouve entre nos mains, il s'y rencontre avec ce titre : *Formularium auxiliorum vulnerum et ulcerum ordinatum a Guidone de Cauliaco celeberrimo medico*, et en tête : *Chirurgia parva Guidonis.* Il ne doit point se trouver dans l'édition de 1546, qu'a consultée M. Malgaigne, puisqu'il parle du *Formulaire* comme d'un ouvrage à part. Je ne le trouve pas non plus dans la traduction de L. Joubert de 1611 et de 1632. Le traducteur, dans son avant-propos, dit qu'elle n'est qu'une répétition de quelques recettes contenues dans la *Grande Chirurgie*.

Nous pensons qu'il existe deux *Formulaires*. L'un qui s'occupe des apostèmes et des pustules, peut être regardé comme une œuvre de la jeunesse de l'auteur, puisque des manuscrits portent une date bien antérieure à celle de la *Grande Chirurgie*. D'après un manuscrit de la Bibliothèque royale (N° 7932-3-3), Guy de Chauliac aurait écrit dès l'année 1315, ce qui, dit M. Malgaigne, n'est pas vraisemblable; cependant cette date pourrait se rapporter, non à sa *Grande Chirurgie*, mais bien au *Formulaire* dont nous parlons.

Il en existe un autre qui s'occupe des plaies et des ulcères, et doit faire suite au premier auquel l'auteur renvoie : « *Intendo formare summarie abbreviare continuando cum formulario auxiliorum apostematum et pustularum*[1]. » Celui-ci est donc une continuation du premier; il a dû être fait après la *Grande Chirurgie*: ce dernier seulement

[1] *Formul. auxil. vuln. et ulcer.* 1559, p. 531; éd. 1559.

se rencontre à la fin de certaines éditions de cet ouvrage.

Nous regrettons de ne pouvoir consulter les deux manuscrits français qui, dit-on, se trouvent à la Bibliothèque royale. Le *Formulaire* n'étant qu'un résumé de thérapeutique médico-chirurgicale, j'y reviendrai à l'occasion de la *Grande Chirurgie.*

2° Le *Traité sur l'astrologie ou l'astronomie* paraît être perdu. Chauliac le signale dans sa chirurgie : *Ut dixi in libello quem feci de astrologia*[1]. M. Malgaigne, d'après Hœnel, dit qu'il n'en existe peut-être qu'un seul manuscrit, conservé dans la bibliothèque d'Avignon sous le titre de *Astronomia Guidonis.* Nous avons fait faire des recherches dans la bibliothèque de cette ville ; elles n'ont pas abouti.

3° Un *Traité sur la cataracte*, écrit pour le roi Jean de Bohème, et qui paraît être définitivement perdu.

5° et 6° M. Dresse, d'après Josiam Simler[2], aurait eu un manuscrit contenant le *Lapidarius*, *de conjunctione animalium ad se invicem : de conjunctione herbarum ad se invicem : de physiognomia ;* et J. Schenkius aurait possédé un manuscrit

[1] Tract. II, doct. II, chap. 5.

[2] *Bibliotheca inst. à Conrado Gesnero, deinde in epitome redacta per Josiam Simlerum.* — *Tiguri*, 1574.

intitulé : *Consilia medica*. Ces ouvrages sont attribués à Guy de Chauliac.

7° A cette liste nous ajouterons un *Traité des hernies*, qui n'a été signalé jusqu'ici par personne. Guy de Chauliac en parle cependant dans le traité VI, doct. II, chap. 7 : « Et d'autant, dit-il, qu'il en a esté assez dict ez apostèmes phlegmatiques, aigueux, venteux, et qu'il en a esté suffisamment articulé *en quelque traité que j'ai faict de la rompure*, pourtant je sursoy à présent l'exquise ordonnance desdites choses, etc. » *Et quia de istis satis dictum est in de apostematibus phlegmaticis et aquosis atque ventosis, et satis articulatum fuit in quodam tractatu quem de ruptura feci.*

8° Nous arrivons enfin à la *Grande Chirurgie*, désignée par son auteur sous le nom modeste d'*Inventaire : Inventorium, sive Collectorium artis chirurgicalis medicinæ*. Elle parut à Avignon en 1363, sous le pontificat d'Urbain V.

« Cet ouvrage célèbre, et dont l'histoire devrait être si bien connue, est pourtant l'objet d'une grande incertitude. Les manuscrits en sont assez nombreux ; il en existe en latin, en français et en languedocien, c'est-à-dire dans la langue naturelle de l'auteur. Le manuscrit autographe existe-t-il ? Où est-il ? En quelle langue est-il écrit ? Si l'on compare les manuscrits et les exemplaires imprimés latins avec les manuscrits français, ces derniers paraissent plus exacts, plus entiers, moins modernisés, si l'on peut s'exprimer ainsi, que les manuscrits latins. Mais plusieurs raisons empêchent de les supposer des copies de l'autographe, et l'on est porté à croire qu'ils ne sont que l'ancienne traduction française dont parle Laurent Joubert, la même qu'il fit imprimer, après l'avoir un peu retouchée, et par malheur beaucoup altérée dans la partie historique, pour assortir sans doute les titres, les qualités et les usages du XIVe siècle à ceux du XVIe. C'est une chose avancée par Joubert, que l'ancienne traduction française était préférable aux éditions latines. Le traducteur avait donc suivi un meilleur exemplaire que ne le sont les imprimés. En quelle langue était donc écrit l'excellent manuscrit d'où l'on a tiré la version française? Était-il l'autographe? On prétend que celui-ci existait encore au XVIe siècle dans la bibliothèque du collége fondé par Urbain V dans l'Université de Montpellier. Mais c'est une erreur, détruite par Joubert, à qui sans doute il importait beaucoup d'en faire la perquisition, afin de donner à son travail toute la perfection dont il était susceptible. Qu'est donc devenu l'autographe, soit qu'il ait ou n'ait pas existé dans la bibliothèque de Montpellier? Guy de Chauliac composa son ouvrage à la cour des papes. Ne pourrait-on pas présumer que l'excellence et le succès de ce livre dut inspirer aux souverains pontifes le désir de conserver le manuscrit de l'auteur? C'est dans la bibliothèque papale, en effet, qu'existe le plus ancien manuscrit de la chirurgie de Guy de Chauliac. Lacurne de Sainte-Palaye l'y découvrit, sous le N° 4804, parmi les auteurs espagnols et provençaux. Ce manuscrit, beaucoup plus correct que toutes les autres copies du même ouvrage, est écrit en languedocien. Mais peut-on conclure de ces deux qualités du manuscrit, la correction et l'antiquité, qu'il est autographe, ou du moins une ancienne et bonne copie de l'autographe, et que par conséquent Guy de Chauliac écrivit en languedocien? Nous ne pouvons qu'exprimer l'incertitude où l'on est à cet égard, et laisser chacun prononcer selon ce qui lui paraîtra le plus probable [1]. »

M. Malgaigne tranche la question de la manière suivante : « Peyrilhe avait cru d'abord qu'elle avait été écrite en français *(la Grande Chirurgie)* et que l'ancienne traduction française était l'original même. Plus tard, il semble avoir changé de sentiment, et il demande si un manuscrit languedocien, conservé dans la bibliothèque du Vatican, ne serait pas ou l'autographe ou la copie de l'au-

[1] Dezeimeris, Dict. hist. de la méd., 1835.

tographe de Guy de Chauliac. Nous pouvons hardiment répondre à cette question. Le manuscrit du Vatican, écrit non en languedocien mais en provençal, est seulement du XVe siècle. Il en existe une copie à la bibliothèque de l'Arsenal, en 3 vol. in-4°, inscrit au Catalogue sous ce titre: *Divers traités de médecine et de chirurgie, par Guy de Chauliac*. Or, la chirurgie de Guy ne comprend que les deux premiers volumes; le troisième est rempli par quelques livres de Honain, Galien, Gordon et Arnaud de Villeneuve, également traduits en provençal. Du reste, la question pouvait être jugée à l'avance et de plus haut; Guy de Chauliac, professant dans une université du XIVe siècle, était obligé de se servir de la langue latine, et je n'ai pas trouvé un seul ouvrage de science ni même une seule traduction en langue vulgaire avant le XVe siècle. Au reste, le manuscrit autographe de Guy est perdu depuis long-temps; car, dès le XVIe siècle, L. Joubert l'avait cherché vainement dans la bibliothèque du Collége de Montpellier, où l'on prétendait qu'il était conservé [1]. »

Il existe cependant un manuscrit à la bibliothèque de notre Faculté; il est signalé de la manière suivante par M. Germain, professeur à la Faculté des lettres de cette ville, dans son *His-*

[1] *Op. cit.*, p. LXIV de l'Introduct.

toire de la Commune de Montpellier, vol. III, pag. 118. « Le manuscrit 184 de la bibliothèque de la Faculté de médecine de Montpellier », dit cet auteur érudit, « renferme une traduction française de ce livre, contemporain, selon toute apparence, de sa première publication, et qu'il ne serait nullement déraisonnable de regarder comme l'œuvre de Guy de Chauliac lui-même, qui aurait ainsi à la fois édité son ouvrage en latin et en français. Le manuscrit dont nous parlons est un des plus beaux manuscrits sur papier que l'on puisse voir. »

Ce manuscrit in-folio sur papier, inscrit dans le catalogue général des manuscrits des bibliothèques publiques des départements (volume Ier, MCCCXLIX), comme du XIVe siècle, vient de la bibliothèque du président Bouhier, B. 68. Il présente un frontispice, ajouté plus tard, sur lequel on lit : *Collectanée de la partie chirurgicale en médecine fait en l'an* MCCCLXIII *par Guillaume de* CAVILLAC. Le petit A qui se trouve dans le grand C de ce nom propre a été ajouté à l'encre noire, et deux lignes noires se trouvent sur les six dernières lettres du mot *Guillaume*.

Le manuscrit commence ainsi : « Au nom de Dieu, ci commence l'inventaire ou collectoire en la partie cirurgical de médecine compile et complet l'an de Nostre Seignour mil CCCLXIII par G. de

Caillat cirurgin et mestre en médecine en la estude de Montpellier[1]. »

Ce manuscrit, inachevé, s'arrête à la moitié du premier chapitre de la seconde doctrine du VIIe traité. En le parcourant, on s'aperçoit qu'il a peu laissé à faire aux traducteurs français, surtout à L. Joubert, qui l'a suivi pas à pas. Nous allons en donner un exemple au hasard :

TRADUCTION FRANÇAISE DE L. JOUBERT.	MANUSCRIT FRANÇAIS.
« Il est donc requis en premier lieu, que le chirurgien soit lettré, non seulement ez principes de la chirurgie, mais aussi de la médecine, tant en théorique, que en practique. En théorique, il faut qu'il cognoisse les choses naturelles, et non naturelles, et contre nature. Et premièrement, faut qu'il entende les choses naturelles, principalement l'anatomie, car sans icelle il n'y a rien de fait en la chirurgie..... »	« Donc premier, le chirurgien doit être lectré non pas tant seulement es commencemans de cirurgie, mais aussi en physique, tant en théorique comme en pratique. Il convient en théorique qu'il connoisse les choses naturelles et les non naturelles et celles qui sont contre nature. Premier, il convient que il connoisse les choses naturelles maiement la anathome, car sans ce ne peult on rien faire en cirurgie..... »

Nous ne pouvons décider dans quelle langue a

[1] Nous devons à l'obligeance de M. Kühnholtz, bibliothécaire de la Faculté de médecine, la communication de ce manuscrit, et nous le prions d'agréer nos remercîments pour sa bienveillante complaisance.

écrit Guy de Chauliac; nous pensons toutefois qu'il a employé la langue latine, mais nous ne trouverions pas étonnant que notre écrivain eût donné une traduction française ou bien une traduction provençale ou languedocienne, peu importe, puisque, à cette époque, ces deux idiomes étaient confondus. Le provençal, connu sous le nom de *langue d'hoc*, avait produit de nombreuses compositions en prose comme en vers, et se parlait dans toute l'Europe civilisée. Arnaud de Villeneuve n'avait-il pas écrit plusieurs ouvrages en languedocien? D'après Astruc, on peut en voir le titre et les premières phrases dans le *Dictionnarium inquisitorium* d'Eymerick. La plupart des statuts des confréries de cette époque sont écrits à la fois en latin et dans l'idiome vulgaire. Atto ou Hetto, disciple de Constantin, n'a-t-il pas traduit en langue romane plusieurs traités de Constantin l'Africain (Sprengel)? On ne conçoit pas que M. Malgaigne rapporte le manuscrit provençal au XVe siècle; car c'est précisément le moment où cette langue, vaincue par le français *(langue d'oïl ou d'oui)*, dégénérait en patois.

Quoi qu'il en soit, le manuscrit de la bibliothèque de la Faculté de Montpellier ne nous paraît pas être un autographe, puisque le nom même de l'auteur s'y trouve défiguré.

DEUXIÈME PARTIE.

De la Grande Chirurgie.

CHAPITRE Ier.

ANALYSE DE LA GRANDE CHIRURGIE DE GUY DE CHAULIAC.

La *Grande Chirurgie* se trouve divisée en sept traités, précédés d'un chapitre universel ou singulier. Le premier traité contient l'anatomie; le second s'occupe des apostèmes ou tumeurs; le troisième, des plaies; le quatrième, des ulcères; le cinquième, des fractures et des dislocations; le sixième, de toutes les maladies qui ne rentrent pas dans les traités précédents et pour lesquelles on a besoin de l'intervention du chirurgien. Le septième et dernier, nommé *Antidotaire*, où l'on trouve les opérations de la petite chirurgie, est un résumé thérapeutique. Chaque traité est divisé en deux doctrines: la première consacrée surtout aux idées générales, la seconde aux notions particulières de la matière. Chaque doctrine comprend huit chapitres ou environ..

Avant le chapitre singulier, dans une courte préface, après avoir rendu grâces à Dieu: « *Largienti vitam perpetuam animarum, et sanitatem corporum....... ut in hoc opere et in cunctis aliis mittat mihi auxilium de sancto, et de Syon tueatur me, felix principium tribuendo, et felicius medium gubernando; et jubeat complere quod fiat utile, ad finem optimum deducendo*», il dit que ce n'est pas le manque de livres qui lui a fait entreprendre sa chirurgie (son commentaire ou recueil, *commentatio seu collectio*), mais qu'il l'a fait plutôt dans un but de synthèse pour la science et de profit pour ceux qui en entreprennent l'étude *(unitas et profectus)*; car, dit-il, tout le monde n'est pas à même de se procurer tous les livres, et, quand on le pourrait, il serait fastidieux de les lire entièrement et impossible de tout retenir.

On trouve toujours des améliorations à apporter à l'édifice de la science qui s'élève par des additions successives, et il est impossible que le même homme puisse la commencer et la finir. Nous sommes, ajoute-t-il, comme des enfants sur le cou du géant, nous pouvons voir de là tout ce que voit le géant et un peu au-delà. Il finit sa préface par adresser son livre aux médecins de Montpellier, de Bologne, de Paris et d'Avignon. Il leur dit que ce qu'il leur offre n'est qu'un résumé des écrits des savants et des sages, auquel il a ajouté çà et là ce que la faiblesse de ses lumières a jugé plus profitable.

Son chapitre universel est destiné à exposer les idées générales sur la science pathologique, avant de descendre dans les détails. Il rappelle la définition de Galien qui regarde la chirurgie comme une partie de la thérapeutique; mais Chauliac considère cette science sous un point de vue plus large: elle enseigne les opérations manuelles pour arriver à la cure des maladies, sans exclure de son enseignement les autres moyens médicaux et hygiéniques. Pour lui la chirurgie fait partie de la médecine. Il distingue ensuite la science et l'art. Le corps humain soumis à la maladie et guérissable par la science chirurgicale, voilà le sujet de la chirurgie; son but et sa fin, de combattre la maladie et de conserver la santé tout autant que cela est possible.

La *Chirurgie* se divise en cinq parties principales: la science qui s'occupe des apostèmes; celle des plaies; celle des ulcères; celle des fractures et des dislocations; celle qui traite des autres maladies où il faut des opérations manuelles. Les opérations chirurgicales se réduisent à trois: dièrèse, synthèse, exérèse.

Avec sa trousse, contenant des ciseaux, des pinces, des éprouvettes, des rasoirs, des lancettes et des aiguilles, le chirurgien doit porter cinq onguents: le basilicum, à mûrir; celui des apôtres, à mondifier; le blanc, à consolider; le doré, à incarner, et le dialthæa, pour adoucir.

Plus bas notre auteur s'occupe des indications,

de leur importance, de l'ordre dans lequel on doit les combattre, puis des principes généraux qui doivent diriger le chirurgien dans ses opérations. L'homme de l'art doit considérer quelle est l'opération qu'il doit faire, dans quel but il l'accomplit, si elle est nécessaire, possible, comment il pourra l'exécuter d'une manière convenable.

Il cite les auteurs principaux qui ont écrit sur la chirurgie et dont il connaît les ouvrages. Il parle d'abord d'Hippocrate, de Galien, de Paul d'Égine, de Rhazès, d'Albucasis, d'Alcaran, d'Avicenne, d'Ali-Abbas ; « et on trouve que jusqu'à lui (Ali-Abbas) tous ont été physiciens ou médecins et chirurgiens ensemble : mais depuis en çà, ou par délicatesse (*lasciviam*) ou par la trop grande occupation ez cures, la chirurgie fut séparée et délaissée ez mains des méchaniques (*in manibus mechanicorum*), desquels les premiers furent Roger, Rolland, les quatre Maîtres, Jamier, Brun, Théodore, Hugues de Lucques, Guillaume de Salicet, etc. » Il cite ses contemporains dont il juge rapidement les ouvrages, les principaux opérateurs de son temps et les sectes qu'ils suivaient.

Il invite les chirurgiens à rechercher la vérité et à se fier pour cela à la raison, à l'expérience et au témoignage des gens instruits et compétents : « Les conditions requises au chirurgien sont quatre : la première est qu'il soit lettré ; la seconde, qu'il soit expert; la troisième, qu'il soit ingénieux; la quatrième, qu'il soit bien morigené. » Il développe ensuite admirablement toutes ces qualités.

Ce long et intéressant chapitre finit par la division de l'ouvrage. Dans chaque chapitre, il y aura trois choses que doit rechercher le médecin voulant guérir dogmatiquement : 1° l'étude du fait et de ses causes, d'où découlent les indications curatives : 2° les signes et les jugements, qui montrent les indications pouvant être accomplies : 3° la curation, qui enseigne la manière d'agir.

§ Ier. Traité d'anatomie.

Le premier traité roule sur l'anatomie ; il n'est pas à la hauteur des autres parties. Son auteur n'avait pas la prétention de faire un ouvrage complet ; il renvoie pour les détails à Galien, à Ali-Abbas, à Avicenne : « Ici néantmoins n'est mise que la grossière et matérielle anatomie, laquelle puisse addresser le chirurgien operant ez incisions et reductions des membres. » Dans ce premier chapitre, il fait ressortir l'importance de cette science. Il compare le chirurgien qui ne connaît point l'anatomie à l'aveugle voulant couper du bois, ou bien aux mauvais cuisiniers qui ne tranchent pas au niveau des jointures, mais brisent, cassent et déchirent les tissus sans méthode, comme dit Galien.

Il existe deux manières d'apprendre cette science, la première par la lecture des livres, la seconde par les dissections cadavériques : cette dernière doit être préférée ; son maître Bertruce l'a employée plusieurs fois. Elle est mise en usage sur les corps des hommes décapités ou pendus, et faute de mieux sur les corps des animaux, soit à l'état frais, soit quand ils sont desséchés au soleil, ou consumés en terre, ou fondus dans l'eau courante[1] ou dans l'eau bouillante, pour étudier les os, les cartilages, les articulations, etc. Par ces moyens l'on parvient facilement à la connaissance de l'anatomie, et non par les peintures, comme a fait Henri de Hermondavilla, qui *avec treize peintures a semblé montrer l'anatomie*[2].

« Or, dit-il, qu'est-ce que le corps humain, d'autant que d'iceluy est parlé en toute la médecine, il appert que c'est un tout orné de raison, composé de plusieurs et divers membres ou particules[3]. » Cette définition rappelle, en la surpassant, celle d'un auteur moderne : « une intelligence servie par des organes. » L'homme, en effet, est plus qu'une intelligence ; il fait mieux que comprendre, il raisonne, il juge par lui-même, il a un libre arbitre.

[1] *V.* première partie, Mundinus.

[2] Chap. Ier du 1er traité, 1re doct.

[3] *Ibid.*

Divisant les organes en simples et en composés, il trouve dix parties istologiques : cartilage, os, nerf, veine, artère, membrane, ligament, tendon, peau, muscle, auxquelles il ajoute la graisse, les poils et les ongles. Parmi ces tissus, il n'y a que la chair et la graisse susceptibles de consolidation et de régénération vraie.

Vient ensuite la distinction scholastique des parties en chaudes et humides, froides et humides, froides et sèches. Ces distinctions sont abandonnées au philosophe; le médecin ne doit pas s'en occuper : « *Et hoc est pelagus in quo non licet medicum navigare. Conveniens autem est medico recipere complexiones ipsorum membrorum a philosopho naturali* [1]. »

Le chapitre second contient l'anatomie de la peau, de la graisse, de la chair et des muscles. « La peau est la couverture du corps, tissue des filaments des nerfs, des veines et artères, créée pour défense et pour donner sentiment [2]. » Il y en a deux espèces : l'une recouvre l'extérieur, l'autre l'intérieur avec des noms divers : les toiles du cerveau, le péricrâne, le périoste, la plèvre, le sifac ou péritoine, etc. La graisse est comme l'huile, échauffant et humectant les membres. Il y a trois espèces de chairs : la simple et pure se rencontre

[1] Chap. Ier du 1er traité, 1re doct.

[2] Chap. II.

seulement au gland et entre les gencives ; l'autre, chair glanduleuse comme celle des testicules, des mamelles, des reins; la troisième, enfin, musculeuse, se trouvant partout où il existe des mouvements manifestes et volontaires. Les muscles sont au nombre de cinq-cent-trente, d'après Avicenne.

Dans le chapitre suivant, il fait l'étude des nerfs, des liens et des tendons. S'il rapproche ces trois parties, il ne les confond nullement; il obéit à Galien, qui affirme qu'elles sont de même nature. Mais les nerfs naissent du cerveau ou de la moelle, les liens viennent des os, et les tendons des muscles : ces derniers reçoivent le sentiment et le mouvement par les nerfs. Ainsi, comme on le voit, ces parties diverses, nerfs, ligaments, tendons, se rapprochent pour la structure, se distinguent pour les fonctions. Il est difficile de rechercher si, dans les nerfs, les facultés sensibles et motrices sont portées substantiellement *(substantialiter)* ou par irradiation *(radialiter)* : ces questions sont ardues, c'est pourquoi il vaut mieux, dit-il, les laisser dormir.

Notre auteur se demande si le sentiment et le mouvement sont portés par des nerfs différents. Galien pense que tantôt ces phénomènes sont exécutés par des nerfs distincts, d'autres fois par les mêmes : c'est l'avis de notre École de Montpellier.

Parmi les nerfs, sept paires naissent du cerveau,

trente de la moelle, un seul de la partie inférieure de la colonne vertébrale *(per finem ossarii)*, d'après Ali-Abbas.

Le chapitre quatrième contient l'étude des veines et des artères en général. Les premières renferment le sang nutritif, les secondes le sang spirituel. Les veines naissent du foie, les artères du cœur : c'est l'opinion de Galien.

Le dernier chapitre de la première doctrine est consacré à des considérations générales sur les os, les cartilages, les ongles, les poils. Les os, fondement et appui de toutes les autres parties, sont, selon Avicenne, au nombre de 248, sans compter les sésamoïdes et l'os hyoïde (l'os en figure de lambda sur lequel est fondée la langue).

La seconde doctrine est consacrée à l'étude de l'anatomie des régions (des membres composés et propres), en allant de la tête aux pieds. Fidèle à sa méthode, il élague les questions oiseuses. Ainsi, dans le premier chapitre, il dit que la chirurgie n'a pas à s'occuper de savoir pourquoi la tête domine tout le corps, question grave et dont on s'occupait sérieusement à son époque. Avec Galien, il place dans le cerveau l'habitation de l'âme raisonnable. Il y a sept os au crâne : le coronal, l'occipital, les deux pariétaux, les temporaux et le basilaire. Sur ce dernier sont plusieurs trous pour l'expulsion des grosses superfluités.

Toutefois, il y a d'autres petits os dans le crâne, qui ne sont point principaux; exemple: l'os de la crête dans le coronal, etc.

Le cerveau est entouré de deux membranes: la dure-mère et la pie-mère..... Cette dernière fait passer la nourriture au cerveau. Celui-ci a trois ventricules; chacun d'eux possède deux parties, et en chaque partie une vertu à son organe. A la première partie du ventricule antérieur est assigné le sens commun, à la seconde l'imaginative; au ventricule du milieu est située la pensive *(cogitativa)* et la raisonnante *(rationalis)*; à celui de derrière, la mémoire et la récordation. Il y a des conduits par lesquels passent les esprits d'un ventricule à l'autre. Il existe à la base du crâne des artères qui viennent du cœur: c'est là que l'esprit vital est fait animal par ébullition.

Le second chapitre renferme l'anatomie de la face. Ce qu'il présente de plus intéressant est la description de l'œil, dont l'auteur avait fait une étude spéciale. « Or, les yeux, dit-il, sont composés de sept tuniques et de quatre ou cinq humeurs. La première tunique de par dehors est la conjonctive, blanche et épaisse, laquelle environne tout l'œil, excepté ce qui se montre et appert de la cornée, et a son origine du pannicule couvrant le crâne; les autres tuniques sont trois matériellement, qui environnent tout l'œil; mais à cause de la diversité des couleurs, qui se varient environ le milieu de l'œil, au lieu dit iris, on les dit estre six formellement, trois de la part du cerveau, et trois de par dehors. La première naist de la dure-mère : sa partie interne est dite sclérotique ou dure, et l'externe cornée. La seconde vient de la pie-mère; sa partie interne est dite secondine, et l'externe uvée, et a le trou de la prunelle. La troisième naist du nerf optique et sa partie intérieure est dite rétine : l'extérieure, sur le cristallin, se nomme aranée. Et ainsi il y a sept tuniques en l'œil formellement distinctes, et il n'y en a que trois selon la continuation matérielle. Des trois humeurs le premier est le cristallin, logé au milieu de l'œil, de couleur du cristal, en forme de gresle, auquel principalement est fondée la vue. Après lui, devers le cerveau est le vitrée soustenant et comprenant le cristallin de par derrière. Et ces deux humeurs sont enveloppez du pannicule ia dit engendré du nerf optique. Puis de la part plus antérieure est l'humeur albugineus comprins entre la dicte toile, et celle qui est ia née de la pie-mère. Galien assigne une quatrième humeur, et le preuve au lieu dessus allégué, 4e chap., qui est en la région de la prunelle, céleste luisant et tout spirituel. Et telle est proposé, la composition de l'œil en soi : car outre ce il a des nerfs motifs, etc. »

Il est difficile de déterminer ce qu'entendaient Galien et Guy de Chauliac par cette quatrième humeur éthérée luisante. Ne serait-elle pas produite par le reflet des parties profondes de l'œil placé sous un certain jour, reflet constaté maintenant à volonté au moyen de l'ophthalmoscope?

Le troisième chapitre est consacré à l'anatomie du cou et des parties du dos ; le quatrième, à celle des épaules et des membres supérieurs. A l'occasion de la main, il s'écrie : « Le Créateur a garni l'homme de mains et de raison, au lieu d'armes. »

La description de la poitrine est renfermée dans le chapitre suivant ; le cœur a deux ventricules et deux oreillettes[1]. On trouve au cœur un os cartilagineux pour l'affermir. Cet organe est entouré d'une enveloppe forte et membraneuse ; elle est nommée par Galien *péricarde*, et sur elle descendent des nerfs, comme aux autres viscères de la poitrine. Le poumon est destiné à rafraîchir le cœur par l'air qu'il lui envoie au moyen de l'artère veinale faisant partie de l'aorte (*vena pulsatilis*), et il en reçoit des vapeurs fumeuses (*portans capinosos vapores ad pulmonem*). Le diaphragme sépare les organes spirituels contenus dans la poitrine, des nutritifs qui sont dans l'abdomen.

[1] Il s'éloigne d'Avicenne et d'Aristote, qui donnent trois ventricules au cœur.

Dans le chapitre sixième, il passe à la description du ventre ; celui-ci se compose de parties contenantes et de parties contenues. La paroi abdominale antérieure avec le péritoine pariétal est appelée *mirack ;* le *sifac* est le péritoine de Galien, partie viscérale ; le *zirbé, zirbùs,* est l'*omentum* des Latins, l'ἐπίπλοον des Grecs[1]. Ce dernier, les intestins, l'estomac qui se continue en haut avec le *méri* ou œsophage, en bas avec l'intestin, le foie, la rate, le mésentère et les reins composent les parties contenues. Quand le *zirbé*, qui naît du péritoine, sort à travers les plaies du ventre, il vaut mieux, s'il est altéré, le lier que le retrancher de peur d'hémorrhagie.

L'intestin, qu'il vaut mieux étudier de bas en haut, pour laisser plus facilement en place les autres viscères, est composé de six parties : les trois premières, appartenant à l'intestin grêle, sont nommées l'*ecphysis* ou duodénum, le jéjunum, le subtil (*subtile*) ou iléon ; les trois autres sont le cœcum, le colon, le rectum ou *longum.*

De tous les viscères de l'abdomen, le foie paraît être le plus important : c'est l'instrument de la seconde digestion, et il engendre le sang ou la *masse sanguine*, ainsi nommés par notre École com-

[1] D'après L. Joubert : *mirac*, abdomen ; *siphac*, péritoine ; *zirbé*, épiploon.

mune (celle de Montpellier [1]). Il renferme, comme Galien le démontre, des humeurs engendrées par le chyme dans le foie: elles sont au nombre de huit, quatre naturelles, quatre non naturelles. Les premières sont envoyées avec le sang pour engendrer et nourrir le corps; les autres sont destinées à effectuer quelques fonctions spéciales, ou sont rejetées du corps, comme la bile à la vésicule du fiel, la mélancholie à la rate, le phlegme aux articulations, et les parties aqueuses (*aquositates*) aux reins et à la peau. Le foie engendre ces humeurs qui se pourrissent parfois et causent des fièvres. Notre auteur se lance ensuite dans l'explication d'une espèce de circulation du sang qui partirait de ce viscère.

Les deux derniers chapitres renferment l'histoire anatomique du bassin, des organes génitaux de l'homme et de la femme et des membres inférieurs. Nous signalerons la comparaison ingénieuse qu'il établit entre les organes du mâle et ceux de la femelle.

§ II. Traité des apostèmes.

Le traité second sur les apostèmes, les exitures et les pustules, est divisé en deux doctrines. La première comprend l'étude de ces tumeurs en

[1] Il a dit plus haut: *notre École de Montpellier.*

général ; la seconde, des cas particuliers suivant les régions où elles se localisent.

Dans le premier chapitre, consacré aux généralités, se trouve la définition de l'apostème. De la discussion à laquelle il se livre sur les idées de Galien, d'Avicenne et d'Ali-Abbas, il résulte que l'apostème est pour lui une tumeur accidentelle, contre-nature, contenant une matière humorale, superflue, rassemblée dans une partie, et péchant par sa mauvaise complexion, par défaut d'union et par sa composition [1].

La définition des modernes, Brunus, Théodoric, Lanfranc et Henri : « Une tumeur produite sur un organe quelconque et qui n'est pas dans la forme naturelle de la partie », n'indiquant pas la nature de l'apostème, le fait confondre avec les saillies formées par les os luxés ou fracturés, etc.

L'apostème n'est donc point synonyme d'abcès, comme on l'entend aujourd'hui : c'est un mot plus général, s'appliquant à un grand nombre de tumeurs dont on connaît une foule d'espèces longuement énumérées.

Les pustules [2] sont de petits apostèmes, même quand la matière est colligée; les exitures sont

[1] Chap. Ier, *passim*.

[2] Les pustules comprennent surtout les écrouelles, stéatômes, athérômes, méliceris, anthrax, charbons, herpès. (*V.* annotations de L. Joubert.)

des abcès, de même que des éruptions cutanées, comme glandes, varioles ou boutons.

Toutes ces tumeurs sont produites, les unes par les humeurs naturelles, les autres par les humeurs non naturelles, ou, comme on dit à l'École de Montpellier, de matière non brûlée, non corrompue, ou de matière brûlée, corrompue. Les premiers sont vrais apostèmes, les seconds faux. S'ils sont formés d'une humeur dominante, ils s'appellent *simples*, et sont désignés par un seul mot; les autres, renfermant plusieurs humeurs en proportions à peu près égales, sont nommés *composés*, et désignés par un nom complexe. Ils sont, du reste, sanguins, cholériques, phlegmatiques, mélancholiques, aqueux ou venteux.

Les humeurs naturelles sont celles qui sont avec le sang ou avec tous les liquides nourriciers, comme le pus, le vrai sang, le sang cholérique, ou phlegmatique, ou mélancholique. La réunion de tous ces liquides constitue la *masse sanguine* d'Ali-Abbas.

Les humeurs non naturelles sont celles qui, séparées du sang et impropres à la nutrition, sont renvoyées pour servir à certaines fonctions, ou bien rejetées hors du corps, et font naître des apostèmes, des exitures, des pustules, des excroissances, des gales, des mauvaises couleurs et des sueurs. Ces humeurs se putréfient quelquefois à l'intérieur, causent de la fièvre; elles empruntent le nom des humeurs naturelles, sang, phlegme, cholère, mélancholie, suivant le principe dominant.

Les humeurs naturelles enfantent quatre espèces d'apostèmes vrais, désignés sous le nom commun de phlegmon; ce sont: 1° le phlegmon proprement dit, 2° l'érysipèle, 3° l'œdème, 4° le squirrhe ou sclirose, ou séphyre.

Les humeurs non naturelles, également au nombre de quatre, renferment: 1° la pustule, 2° l'exiture (ils empruntent les noms des vrais apostèmes), 3° l'aqueux, 4° le venteux.

Nous avons insisté un instant sur cette théorie humorale empruntée de Galien, sans laquelle il serait impossible de bien comprendre ce qu'expose notre auteur.

Il est important aussi de distinguer les apostèmes de cause externe de ceux de cause interne; ceux qui sont chauds (sanguins, cholériques) des non chauds (phlegmatiques, mélancholiques, venteux, aqueux).

Les causes générales qui les engendrent sont le catarrhe *(rheuma)*, les congestions et les dérivations.

D'une manière générale, les apostèmes vrais se reconnaissent par les symptômes suivants: tumeur, douleur, chaleur plus ou moins prononcée; les non vrais par la tumeur et mauvaise morigération (*malam morigerationem*).

Ils ont quatre temps dans leur développement, savoir : commencement, augment, état et déclin.

Leur terminaison se fait par résolution, suppuration, pourriture, induration.

Les exitures s'ouvrent souvent spontanément ; l'ouverture naturelle est préférable à celle qui est faite par l'art, et celle qui est produite par le fer est préférable à celle qui est faite par le caustique (*ruptorium*).

Pour les indications, il dit : « *Apostematum Galenus perficere videtur per intentiones sumptas ab ipsis dispositionibus, et ab eorum natura, et secundum generalem indicationem* » ; ce qui signifie qu'elles sont prises surtout de l'état local et de l'état général. Ainsi, tous les apostèmes ne doivent pas être traités de la même manière. Enfin, il énumère les conditions principales de ce changement de thérapeutique.

Toutefois, d'une manière générale, il y a trois choses principales à faire : 1° ôter le superflu qui est attiré (combattre la fluxion) ; 2° curer et apaiser la douleur et la cause à l'occasion de laquelle le membre reçoit et attire la matière ; 3° guérir ce qui est fait. « La première est accomplie par Galenus au lieu dessus allégué, disant : *Quand les humeurs sont entre eux esgalement augmentez, et font réplétion la douleur du membre, qui endure l'inflammation et la chaleur, excitent fluxion; la curation se fait par ablation de sang, et baings fréquents et exercices, et frictions du membre opposite : pourvu seulement qu'il n'y ait fièvre, ne grande passion. Et outre cela, par jeunes et régimes convenables. Mais quand le corps serait plein de cholère jaune, ou noire, ou de phlegme, ou d'humeurs séreux, et qu'il s'y fust engendré caccochymie, la cure doit être faite par purgation, selon que chasque humeur abonde.* Touchant l'aversion, ou antispase (c'est-à-dire, révulsion à la partie contraire), elle est commune en toutes telles dispositions, quant au commencement, et à l'augment : mais quant à l'estat et à la déclination, il n'est pas mauvais d'user d'évacuation par la mesme partie. » Cette remarque dénote un praticien profondément observateur : « Jaçait, ajoute-t-il, que les nouveaux médecins fassent telles choses sans prévision. » Paroles aussi vraies de nos jours qu'elles l'étaient du temps de Guy de Chauliac [1].

Après avoir employé sans succès tous les moyens qu'il énumère, si l'on se décide à enlever la tumeur, il faut que l'opération se fasse rapidement, *sans douleur*, avec l'assurance de terminer l'opéra-

[2] *V.* la discussion sur le séton à l'Acad. de médecine, 1856.

tion; et, si on n'y parvient pas, d'amener au moins un soulagement au malade, sans dommage pour lui, sans que le mal récidive facilement.

L'apostème est plus promptement et plus sûrement ouvert avec le fer; il ne faut point craindre les contre-ouvertures si elles sont nécessaires. L'apostème suppuré, si la matière ne se résout, ou s'il ne s'ouvre de lui-même en temps convenable, et surtout si l'on craint la corrosion ou autre chose nuisible, qu'il soit ouvert, et s'il est nécessaire contre-ouvert.

Les règles pour l'ouverture d'un apostème sont les suivantes: « La première, que la section soit faicte au lieu de la matière; la seconde, que soit faicte au plus bas lieu; la tierce, que soit faicte suivant les riddes et comme vont les muscles; la quatrième, qu'on garde les nerfs et veines tant qu'il sera possible; la cinquième, qu'on ne sorte pas soudain toute la matière, principalement ez grandes exitures, car il serait à craindre de la vertu; la sixième, qu'on traicte le lieu avec moins de douleur que sera possible; la septiesme, qu'après l'ouverture, le lieu soit mondifié, incarné et consolidé. » Pour mondifier, on emploie les mèches et les étoupades et des onguents divers. Les premiers jours, le blanc d'œuf épaissi avec de l'alun, à la manière de Guillaume de Salicet; l'on passe ensuite au miel rosat,..... à l'onguent des apôtres, à l'ægyptiac.

On appliquera par dessus du basilicon, diachylon, diapalme, etc.

Si le patient ne pouvait supporter le fer, on fera l'ouverture de l'abcès avec médicaments. Avicenne loue la semence de lin, le levain, la fiente de colombe; mais Guy de Chauliac préfère le caustique fait avec un mélange de chaux et de savon.

Dans les onze chapitres qui suivent, l'auteur s'occupe des divers apostèmes.

Le vrai phlegmon engendré par le sang naturel est benin. Du sang non louable sont engendrés par mélange le phlegmon érysipélateux, le phlegmon œdémateux, le phlegmon squirrheux; et de ce même sang non louable et brûlé, toutes les pustules croûteuses, depuis le charbon jusqu'à l'esthiomène.

Le phlegmon vrai forme une tumeur élevée, avec chaleur brûlante, couleur sanguine, douleur pulsative, tension et autres signes qui dénotent réplétion de sang. « La curation du phlegmon a double régime, savoir est : universel et particulier. L'universel est prins du chapitre commun cy-dessus mis. Le particulier a quatre intentions: la première ordonne la vie (régime), la seconde esgalise[1] la ma-

[1] *Esgalise la matière antécédente.* «Tagault semble interpréter le mot *esgalise*, de l'empeschement que l'on fait à la défluxion, et du détournement de la matière antécédente. Ce qui ne respond à l'intention de l'autheur, car ez maladies mesmes de congestion, et qui sont nées sans fluxion, il esga-

tière antécédente (l'état des humeurs), la troisième vuide la matière conjoincte (la matière de la tumeur), et la quatriesme corrige les accidents[1]. »

Les pustules sanguines mauvaises, le charbon, l'anthrax, l'esthiomène, sont toutes celles qui, en leur *creveure*, laissent escharre; ce sont toujours des phlegmons, mais avec gangrène, putréfaction ou venin.

L'anthrax est plus dangereux que le charbon; il est venimeux, pestilentiel, contagieux; aussi faut-il donner des toniques (conforter le cœur), comme la thériaque, etc. Notre auteur a été contraint parfois d'attaquer la tumeur avec le cautère actuel; il a même ouï dire qu'on l'emportait par la morsure de quelque vile personne.

lise toujours la matière antécédente, c'est-à-dire (si j'ay bon jugement) il oste la plenitude et cacochymie, de laquelle vient l'immodération et inégalité, qui fait la maladie; car, ou l'abondance charge, pour laquelle soustenir les forces du corps et de ses parties, ne sont pareilles; ou la qualité est ennuyeuse, qui requiert d'estre attrempée, et réduite à sa symmétrie et esgalité. C'est toutefois la commune interprétation du mot *esgalise*, qu'il signifie la coction des humeurs, laquelle Galen, au livre de la constitution de l'art medicinal, dit estre faite par l'atténuation des gros humeurs et l'engrossissement des subtils; car, par ce moyen, tout est réduit à médiocrité et rendu esgal, d'autant que tout est fait de moyenne consistance, le gros par atténuation et le subtil par engrossissement. » (L. Joubert, annotations, pag. 64.)

[1] Chap. 2, 1re doct.

L'esthiomène n'est point une pustule à proprement parler; il en est l'effet : c'est la mort de la partie. Les grecs l'appelaient *gangrène ;* on le désigne vulgairement sous ceux de *feu de St.-Antoine ou de St.-Martial.* Le lupus et le chancre détruisent les parties par corrosion et induration ; il ne faut donc point confondre ces choses avec Théodoric, Lanfranc, Henri.

Les apostèmes cholériques sont désignés en grec par le nom d'*érysipèles :* c'est une affection propre à la peau au même titre que le phlegmon à la chair. Il y a l'érysipèle vrai formé de cholère louable ou sang subtil; les autres sont formés de cholère non louable par mélange (*per admistionem*), à savoir : l'érysipèle phlegmoneux, l'érysipèle œdémateux, l'érysipèle squirrheux ; et de cholère non louable par corruption (*per adustionem*), depuis l'herpès jusqu'au chancre. Le *formy* (*formica*) d'Avicenne est une espèce d'herpès serpigineux. Toutes ces pustules mauvaises cholériques laissent, en s'ouvrant, rongement et virulence (*corrosionem et virulentiam*). Il y en a de beaucoup d'espèces qui n'ont point reçu de noms. L'herpès et le chancre, en arabe *formy* et *miliaire*, varient pour le volume, et, quand elles deviennent plus épaisses encore, elles prennent le nom d'herpès esthiomène en grec, et cancer en latin. Le nom de *fourmi* vient de la sensation particulière que donne cette pustule (Avicenne).

La fluxion bilieuse a produit l'érysipèle; la phlegmatique va produire l'œdème. L'humeur phlegmatique peut être subtile, aqueuse, venteuse, épaisse, visqueuse, morveuse, gypseuse, etc.; elle peut se mêler avec d'autres humeurs et former ainsi des espèces distinctes d'apostèmes. L'on a ainsi l'œdème vrai, le phlegmoneux, l'érysipélateux, le squirrheux, les apostèmes venteux et vaporeux, aqueux, les nœuds et exitures phlegmatiques depuis la loupe jusqu'à la nacte, les nœuds durs et les écrouelles.

Glande, écrouelles, nœuds (névromes), loupes, tortues (taupe à la tête, goître au cou, hernie aux parties génitales), nactes (lipomes), bubons, en quelque région qu'ils se développent, semblent naître de matière phlegmatique.

Toutes ces tumeurs prennent d'autres noms, mais il ne faut pas se soucier des noms pourvu qu'on entende la chose.

Notre auteur s'occupe surtout des écrouelles: ceux qui ont le front court, les tempes pressées, les mâchoires larges, sont disposés aux écrouelles. Arnaud de Villeneuve disait: La multitude des scrofules externes publie leur pluralité au-dedans. Avicenne les regarde comme relevant de causes externes; cependant Arnaud fait remarquer que le traitement local ne leur profite guère; Guy observe que les remèdes internes agissent assez bien.

Pour toutes ces tumeurs, la curation a deux procédures, savoir est : universelle et particulière. Il recommande surtout dans le régime de fuir les habitations humides, les vallées arrosées de mauvaises eaux. Boire de bon vin et de l'eau alumineuse ou sulfurée ; car, selon Arnaud, « l'usage des eaux minérales, principalement qui ont saveur du tartre, peut amoindrir non-seulement les gouëttres intérieurs, mais aussi les externes. »

Il cite ensuite divers emplâtres et une foule de remèdes internes ; mais il fait observer qu'il n'accepte pas tous ces moyens empiriques proposés par ses prédécesseurs. « *Concedo tamen quod virtute divina serenissimus rex Franciæ tangendo liberat multas.* » Laurent Joubert traduit : « Toutefois *je confesse* que le serenissime roy de France en guérit plusieurs en touchant par divine vertu [1]. » Il rappelle aussi que son maître de Montpellier se louait beaucoup d'un emplâtre fait avec des escargots, et que même à l'intérieur il en donnait soit secs, soit sous forme de pâte (*aut siccam, aut confectam*).

Les loupes peuvent être broyées sous la peau par la pression, et recouvertes par une plaque de plomb pour maintenir la compression.

[1] Le mot *je confesse* ne rend pas la méfiance qui se trahit dans le mot *concedo*.

Pour les tumeurs, Albucasis employait un instrument explorateur appelé *intromissoire*, et se conduisait ensuite suivant la nature du produit contenu. « Il commande de comprendre avec les doigts ces glandes, escrouelles, et autres telles excroissances traictables, et les fendre en long, et les écorcher avec certaine spatule mousse et non aigu, esloignant les bords avec crochets, et de les arracher totalement avec leur sachet, car autrement elles reviendroient...... Quant à moy, pour le mieux tirer dehors, je prends la peau pardessus, et avec ciseaux je retranche ce que reste de la peau en forme de feuille de myrrhe, selon la grandeur de l'excressence; et au demeurant, j'y procède comme dict est. Et si le sang te trouble.... », il commande de le restreindre avec les remèdes contre le sang: « et puis revenir à l'opération si le flux est petit, je l'arreste en essuyant avec esponge, estoupes, ou coton trempés en eau et vinaigre, et exprimés. Mais si quelque notable veine est continuée avec son pied », il commande de la lier, et la laisser ainsi jusqu'à la chute de la ligature. Il parle ensuite du caustique, du séton, de la ligature de la tumeur.

Le squirrhe et les apostèmes mélancholiques, engendrés par l'humeur mélancholique, sont divisés comme les autres tumeurs en vrais, formés de la mélancholie naturelle, en non vrais faits de mélancholie non naturelle. L'humeur qui les compose est froide et sèche, engendrée de la portion la plus grossière du chyle.

Nous avons à étudier le squirrhe vrai, le squirrhe phlegmoneux, œdémateux, érysipélateux, le squirrhe vrai confirmé, dur, insensible et non douloureux, enfin toutes les espèces de chancres.

Dans le squirrhe vrai, la tumeur est dure, assez résistante, de couleur moyenne entre le rouge et le noir, semblable à la lie, plusieurs médecins l'appellent livide ; les veines sont volumineuses et tendues ; enfin, il y a les signes généraux de la mélancholie.

Le squirrhe venant à la suite de l'induration phlegmoneuse se présente sous forme de tumeur dure, insensible, sans douleur, sans changement de couleur à la peau.

L'apostème chancreux, qu'il ne faut point confondre avec l'ulcère chancreux, paraît être le cancer non ulcéré des modernes ; substance dure, couleur livide et obscure, veines élevées à l'entour à la manière des pattes d'un crabe, avec douleur et chaleur étranges. C'est une maladie pernicieuse survenant de préférence aux mamelles, dans les lieux glanduleux, chez les femmes après l'âge critique, chez les hommes à la suppression des hémorrhoïdes. Cet apostème s'ulcère souvent et devient très mauvais d'après Hippocrate au sixième des aphorismes.

Le chancre confirmé n'est point guéri, à moins d'être extirpé avec ses racines. Avicenne, Galien conseillent l'extirpation suivie de la cautérisation. Guy de Chauliac se contente des remèdes : il craint l'hémorrhagie, la récidive par un ulcère, et les scandales qui en résultent. « *Propter timorem tamen hæmorrhagiæ, et conversionem ad ulcerationem, ego cum regimine dicto, propter scandala quæ vidi supersedeo.* »

Dans la doctrine seconde de ce traité, il s'occupe des apostèmes suivant les régions, commence par les apostèmes de la tête, finit par ceux des pieds, suivant la division admise dans la seconde doctrine de l'anatomie.

Le traitement local varie suivant les parties. Les indications se tirent ici de la complexion, de la composition, de la vertu et de la situation des organes. Les parties chaudes ont besoin de remèdes plus chauds, les sèches de remèdes plus secs. Si l'état genéral indique son contraire, le local réclame son ensemble, qui varie suivant la région. On n'emploiera pas pour l'œil, par exemple, ce que l'on met en usage pour la tête.

Nous ne signalerons de ce traité que les points importants.

Au sujet des apostèmes de la tête : « Leur jugement est, dit-il, que tels sont à craindre, à raison des commissaires (commissures), et la prochaineté du cerveau, comme a été dit en l'anatomie. Il vaut mieux (suivant Rogier) de laisser la tortue, et la glande, ou taulpe qui adhère au crane, que (comme il enseigne) la curer avec des trepans. Lanfranc, comme moy aussi, a veu un homme qui avait une taulpe, ulcérée sur la prouë de la teste, avec corruption d'os, telle qu'on voyoit aussi bien le mouvement des tayes (*panniculorum*), que si le lieu eut esté descouvert : auquel il ordonna un régime palliatif, et s'en alla [1]. »

Après les apostèmes de la tête, il passe en revüe tous ceux des autres régions du corps; à propos de ceux de la face, il parle des ophthalmies, de la sanie derrière la cornée, de la douleur des yeux; puis, il en vient à ceux des oreilles, du cou avec l'esquinancie, le goître; ceux du dos, des bras avec l'anévrisme, l'apostème après la saignée, la chiragre, les apostèmes fistuleux des doigts, le panaris. Il s'occupe des apostèmes de la poitrine avec les engorgements des aisselles, des mamelles, le caillement du lait; de ceux du ventre avec l'hydropisie; de ceux des hanches avec les hernies humorales, aigueuses et venteuses, charnues et variqueuses; de ceux de la verge et de

[1] Trait. II, doct. II, chap. 1.

l'amary, du fondement; enfin, de ceux des cuisses, des jambes avec l'éléphantie, les varices et le gonflement de la veine meden.

Dans les ophthalmies aiguës, il rejette les collyres en poudre préconisés par les Arabes; ils irritent plus ou moins, d'après son expérience. Il conseille, avec Jésus et Alcoatim, d'ouvrir l'œil sur la cornée, entre la pupille et le blanc de l'œil, à l'aide d'un petit rasoir, dans les cas où une humeur sanieuse amassée derrière la cornée ne peut être guérie par les autres moyens. Si l'on fait des incisions à la partie antérieure et supérieure du cou, il faut bien prendre garde aux vaisseaux très-volumineux et au nerf récurrent dont l'incision amène l'aphonie.

L'esquinance (*squinantia*) est l'apostème du gosier, empêchant l'entrée de l'air ou des aliments. Il y en a de quatre espèces : l'un superficiel, au niveau des muscles externes; l'autre au niveau du plan musculaire profond du côté des vertèbres; le troisième vers l'œsophage, il empêche le passage des aliments; le quatrième, enfin, du côté du larynx, il altère plutôt la respiration que la déglutition.

Quand l'apostème de cette région est mûr, il doit être ouvert avec une lancette; s'il fait saillie audedans, il faut l'ouvrir avec l'extrémité de l'ongle. Roger conseille d'attacher un fil à un morceau de viande demi-cuite, de le faire avaler au malade, et, en ce moment, de le retirer violemment au moyen du fil. Chauliac préfère se servir d'une éponge.

Quand la respiration est difficile, il est d'avis, avec Avicenne, de porter dans le gosier une canule pour faciliter la respiration Enfin, on doit quand tout a échoué, employer la trachéotomie, comme le conseille Avicenne. Cet auteur a vu une femme de chambre s'ouvrir le canal aérien avec un couteau, et Avenzoar a essayé cette opération sur une chèvre.

L'ouverture doit se faire entre deux anneaux de la trachée ou du larynx[1], laissant l'ouverture béante pendant trois jours et réunissant les lèvres par la suture.

Le goître (*botium*) où se trouvent des vaisseaux entrelacés et des nerfs en grand nombre, ne peut être opéré avec sûreté. Il est prudent de ne pas toucher au goître volumineux qui occupe les deux côtés. On peut, avec Roger, appliquer à l'aide du fer chaud deux sétons en croix. Si le goître est libre, pas trop vasculaire, après l'avoir mis à nu par l'incision de la peau, on le sépare des parties

[1] L. Joubert traduit : *de la canne ou gargamelle* (trachée), non pas de l'épiglotte. Nous aimons mieux suivre le texte latin : *apertio cannæ vel epiglottis ;* l'épiglotte signifie larynx. (*V.* Anat., traité I., doct. II., chap. 3.)

voisines et on l'extrait avec son enveloppe ; il est peut-être plus sage de le détruire par les caustiques. L'on a proposé beaucoup de remèdes externes ou internes ; ils ont *beaucoup de promesses*, *mais peu d'effets*. Si l'on a recours à la saignée, il faut d'abord ouvrir la saphène ; plus tard, si les forces le permettent, la veine du bras, enfin celle de dessous la langue.

L'anévrisme apostémé, plein de sang et de ventosité, survient par la division d'une artère, après que la peau qui la recouvre s'est cicatrisée. L'ouverture du vaisseau peut avoir lieu spontanément par cause interne, ou à la suite d'une saignée.

La tumeur a des pulsations comme les artères ; la pression la fait disparaître comme une hernie, et elle reparaît quand on cesse de comprimer.

On la guérit, par compression, avec un emplâtre astringent, par la ligature, comme les hernies ; ou bien on découvre le vaisseau, on le lie au-dessus et au-dessous de l'anévrisme et on enlève tout ce qui se trouve entre les deux liens. Albucasis lie au moyen de deux aiguilles.

La chiragre est une enflure charnue et phlegmatique des mains. Ce mot exprime proprement la goutte des mains ; mais les auteurs, d'après lui, entendent par là une tumeur sans douleur qui répond à l'éléphantiase.

Dans les apostèmes de la poitrine, il donne au

mot bubon trois significations différentes : la première indique les apostèmes de l'aisselle ; la seconde, ceux de tous les émonctoires ; la troisième, ceux de toutes les glandes.

Dans ce chapitre, après avoir décrit la peste qui régna en 1348 sous Innocent VI, il cherche la cause de ce désastre. « La cause de ceste mortalité fust double : l'une agente, universelle ; l'autre patiente, particulière.

» L'universelle agente fust, la disposition de certaine conjonction des plus grandes, de trois corps supérieurs, Saturne, Jupiter et Mars : laquelle avait précédé, l'an 1345, le vingt et quatriesme jour du mois de mars, au quatorzième degré du Verseau[1]. Car les plus grandes conjonctions (ainsi que j'ay dict au livre que j'ay fait d'astrologie) signifient choses merveilleuses, fortes et terribles : comme changement de regnes, advenement de prophètes, et grandes mortalités. »

A l'occasion des tumeurs du ventre, il s'occupe de l'hydropisie, qu'il divise en aqueuse, venteuse et leucophlegmasique. La première contient de l'eau, la seconde de l'air, la troisième du phlegme.

[1] « Or, dit Joubert, à ceste conjonction fust semblable celle qu'on dit avoir esté la première cause de la grosse vérole. Pourquoy donc n'advint aussi la vérole au temps de Guy ? Pourquoy ceste autre conjonction, qui fut l'an de Nostre Seigneur 1490, n'engendra semblablement la peste? » (*Op. cit.*)

Il renvoie au médecin l'étude des causes de cette maladie et les signes tirés de l'état du pouls, des urines et des autres excrétions ; l'opération doit être exclusivement entreprise pour l'ascite aqueuse. Avant d'en venir là, il conseille les purgatifs, les diurétiques, et avec Albucasis la cautérisation sur les parois du ventre, sans dépasser la peau. Cette méthode mériterait d'être employée de nos jours.

L'opération, dernière tentative, consiste en une incision à trois doigts au-dessous du nombril, à gauche si le foie est malade, à droite si c'est la rate. Guy de Chauliac conseille de tirer la peau du ventre en haut, avant l'incision, pour la laisser retomber et obturer l'ouverture quand une partie du liquide se sera écoulée, laisser ensuite reposer le patient et puis introduire une canule d'airain ou d'argent pour faciliter la sortie du liquide évacué en plusieurs jours, avec le soin d'ôter et de remettre la canule toutes les fois.

Les *ramices de l'oschée*, ou hernies inguinales, sont classées parmi les apostèmes de cette région, à cause de leur ressemblance avec les tumeurs auxquelles elles imposent leur nom. Les hernies proprement dites sont : la *zirbale* (épiploïque) et l'intestinale. Les autres tumeurs improprement nommées hernies sont : l'humorale, l'aqueuse, la venteuse, la charnue, la variqueuse. Dans le traitement des maladies du testicule, on devra agir comme pour les autres parties; il n'y a pas les mêmes ménagements à garder que pour le cerveau, par exemple; car, en admettant que le testicule soit un organe principal, il l'est seulement par rapport à l'espèce et non à l'individu. L'organe malade est soutenu au moyen d'un suspensoir. La hernie humorale n'est autre chose que l'abcès de ces parties, suite d'inflammation. Il distingue dans la hernie aqueuse (hydrocèle), celle qui se fait dans les enveloppes extérieures, et celle qui se forme dans un sac (tunique vaginale). Le liquide peut rentrer quelquefois dans l'abdomen, « parquoy j'en ay veu beaucoup de trompés, croyant que ce fust une rompure » (hernie proprement dite).

L'aqueuse se forme lentement, la venteuse rapidement; mais le plus souvent, dans ces tumeurs, il y a mélange des deux produits. L'opération s'adresse seulement à l'aqueuse. Galien emploie la ponction ou le séton, Avicenne l'incision et la compression, Albucasis et Ali-Abbas l'incision jusqu'à l'aîne, et ils obtiennent une cure radicale. Quant à lui, après avoir soulevé le testicule par le cordon, il fait une ouverture avec la lancette, laisse écouler l'eau, et, pour consumer le sachet, il introduit un peu d'arsenic avec du coton, de manière à produire une escharre. Il y en a qui mettent en usage le cautère actuel.

Si l'on s'aperçoit que le testicule est corrompu, on lie le didyme (cordon) et on retranche au-dessous. La hernie charnue (engorgements divers du testicule) et la variqueuse (varicocèle) ne doivent pas être opérées. Toutefois, il décrit la manière de faire la castration pour la première maladie, et pour la seconde, la ligature au-dessus et au-dessous de la tumeur, en enlevant la partie moyenne, avec réunion par suture dans les deux cas. L'opération se peut faire avec le caustique, à l'exemple de maître Pierre.

Il s'occupe ensuite des apostèmes de la verge, de l'amary, du fondement, des cuisses et des jambes; à cette occasion, il conseille de ne pas faire des incisions profondes près de la rotule, à cause des accidents graves qui en résulteraient.

Dans son article sur les varices, il parle de la veine *meden*, qui se dilate. Ce vaisseau, qu'Avicenne désigne sous le nom de *veine crurale*, Ali-Abbas sous celui de *fameuse*, est la saphène interne. Pour les varices des membres, il faut se comporter comme pour les hémorrhoïdes, dont il a été question plus haut, c'est à-dire les respecter; car la guérison de ces dernières entraîne souvent la phthisie ou l'hydropisie. Si, toutefois, pour les varices des membres, l'on veut opérer, les moyens sont assez nombreux: cautériser avec le fer, le caustique; inciser la veine, avec Albucasis; après l'incision, arracher le vaisseau sans l'ouvrir, à l'aide de crochets.

§ III. Des plaies.

Le troisième traité, divisé en deux doctrines, est consacré à l'étude des plaies en général (1re doctrine) et en particulier (2e doctrine).

Dans un premier chapitre de généralités, il définit la plaie une solution de continuité récente, sanglante, sans pourriture, faite en parties molles.

La solution de continuité renferme la plaie, l'ulcère, la piqûre, l'incision, l'arrachement, la fracture, etc. ; elle diffère suivant qu'elle survient dans les parties simples et les composées. Dans le premier cas, elle atteint les parties molles, ou les parties dures, ou les parties moyennes entre les précédentes, c'est-à-dire les cartilages, les portions fibreuses, etc.

Il existe une foule de différences dans les plaies suivant les régions, l'instrument, la forme, l'aspect, la direction, leur simplicité ou leurs complications, etc.

Les causes des solutions de continuité, en général, sont externes ou internes ; néanmoins, les causes des plaies récentes, en tant que plaies, viennent du dehors.

Le pronostic est très-variable : les plaies sont dites graves, surtout quand elles atteignent les viscères principaux, quand il y a de mauvaises dispositions chez le blessé, quand elles sont très-étendues. Il rappelle l'aphorisme hippocratique : « *Vesica decisa, aut cerebro, aut corde, aut diaphragmate, aut aliquo intestinorum, aut hepate, aut ventre, mortale.* » Il fait observer avec Galien, que si la vessie n'est qu'intéressée dans une petite étendue, la plaie n'est pas nécessairement mortelle ; il en est de même du cerveau. Il a vu, à la suite d'une lésion de la partie postérieure de ce viscère, avec issue d'un peu de substance cérébrale et perte de la mémoire, le malade guérir et recouvrer la faculté perdue. Pour lui, les plaies seules du cœur sont instantanément mortelles à cause de l'hémorrhagie, de la syncope et de l'épanchement.

Les lésions du cerveau, si elles sont si fréquemment mortelles, c'est qu'elles entraînent l'altération des viscères pectoraux. Il a vu guérir aussi les plaies du foie, mais elles étaient superficielles. Les lésions physiques et profondes des membres guérissent difficilement à cause du contact de l'air et à cause de l'esprit qui s'exhale facilement. La piqûre du nerf et du tendon est menaçante par les convulsions qu'elle peut faire naître; et Hippocrate a dit: S'il survient convulsion en la plaie, elle est mortelle; mais Galien ajoute : le plus souvent.

La lésion traumatique des membres en particulier est jugée mortelle quand les veines, les artères et les os principaux sont lésés. Si les nerfs, les tendons ou les ligaments sont coupés, les membres sont jugés impotents à jamais.

Sont guérissables au contraire, les plaies survenant en corps de bon suc et en lieux charnus, traversés de peu de nerfs et de veines non guère amples ni profondes......

La plupart des plaies n'étant pas nécessairement mortelles, mais pouvant le devenir à la suite d'un mauvais traitement ou de toute autre cause, il faudrait en justice faire valoir ces raisons. « En ta déposition, sois attentif que tu ayes commandement de la cour, de voir le blécé et les playes, et que tu nommes les playes et les lieux des playes, et que tu rendes raison de ta déposition. Et je te prie qu'à juger et déposer tu ne sois hatif et soudain, ains bien délibéré et prévoyant. Car il est écrit de Hippocrate, le jugement est difficile. Et combien que le dernier terme des playes est de quarante jours, le premier dans sept, et le moyen à quatorze, selon la forme des maladies aiguës : néantmoins ez playes suspectes, il faut attendre le septiesme jour à déposer, et en juger, d'autant que communément dans tel temps ont accoustumé d'apparaître les accidents, bons et mauvais, avec fièvre, défaillance de cœur, resverie, convulsion et semblables.... »

Les plaies se réunissent par première ou par

seconde intention. Première intention, quand les parties divisées sont rejointes sans moyens étrangers, par la rosée alimentaire se transformant en chair. Seconde intention, quand les tissus divisés sont rejoints grâce à un moyen étranger, à un travail semblable à celui de l'ouvrier qui réunit deux morceaux de cuivre avec du plomb. La matière unissante porte le nom de pore sarcoïde (*porus sarcoïdes*). Les os se soudent toujours par seconde intention. Engendrées de superfluités, non par la force première formative, mais par la force nutritive, comme le dit Albert de Bologne, les dents ne se consolident point si elles viennent à se rompre.

Les os sont trop durs pour se carnifier ou se réunir par première intention. Ainsi s'explique l'aphorisme d'Hippocrate : « Quand un os est tranché, ou un cartilage, ou un nerf, ou la partie inférieure de la joue [1], ou le prépuce, il ne croît ni ne s'agglutine. Si cependant la réunion immédiate des os se voit chez l'enfant, c'est qu'à cet âge de la vie, les os se rapprochent des autres tissus par leur mollesse. »

Dans le traitement des plaies, l'indication première est la réunion. Celle-ci est accomplie par la nature, principal ouvrier, et par le médecin,

[1] D'autres traduisent : *la partie la plus mince de la joue.*

serviteur opérant avec les cinq intentions suivantes : 1° ôter les corps étrangers ; 2° ramener l'une vers l'autre les parties séparées ; 3° les maintenir dans le rapprochement ; 4° protéger les parties malades et s'occuper de l'état général ; 5° enfin, combattre les accidents.

Les corps étrangers sont très-variables, et les instruments pour les extraire très-nombreux. Il en cite huit principaux.

Contre l'opinion de Henri, de Brun, même d'Avicenne et d'Albucasis, il conseille, si le corps étranger ne peut être enlevé facilement dans les premières tentatives, d'attendre, pour l'ébranler, la suppuration, qui en facilite l'extirpation. Si toutefois il était indiqué de l'enlever de suite, il énumère alors les règles à suivre pour l'accomplir méthodiquement. Il ajoute seulement qu'il ne s'occupera pas de ces enchantements et conjurations mises en usage par Théodore et Gilbert [1].

On maintient la réunion par un bandage convenable, la position et la suture s'il en est besoin. Il y a trois espèces de bandages : l'incarnatif, l'expulsif, le rétentif. Le premier est une espèce

[1] D'après Théodoric, on disait trois fois l'Oraison dominicale à genoux ; après quoi, prenant à deux mains jointes la flèche enfoncée, on devait dire : *Nicodème a tiré les clous des mains et des pieds de Notre Seigneur*. Alors on exerçait une traction sur la flèche, et elle sortait aussitôt.

de bandage unitif des plaies ; le second n'est autre que le bandage désigné sous le nom de *roulé* d'un membre, appliqué des extrémités vers le cœur ou le foie. Comme on ne faisait point alors de renversés, pour rendre la compression plus égale il découpe l'un des bords de la bande de distance en distance. Il donne ensuite des règles sur la manière d'appliquer les bandes ; mais l'idée de l'homme de l'art y fait beaucoup, ainsi que l'indication du cas particulier. Le troisième bandage enfin s'opère à l'aide d'emplâtres adhésifs.

Guy indique trois sutures : 1° incarnative, 2° rétentive, 3° conservative.

1° L'incarnative convient aux plaies dont on doit rapprocher les lèvres, qui n'offrent aucun corps étranger, récentes, dont les bords sont rafraîchis, et à celles pour lesquelles le bandage est insuffisant. Il y en a de cinq sortes longuement décrites. Elles reviennent aux sutures à points séparés, à l'entortillée, à l'enchevillée, à la suture à crochets métalliques de Galien, espèce de serre-fine ; enfin, à la suture sèche par les emplâtres.

2° La suture rétentive est celle à surjet.

3° La conservative se compose de toutes celles dont nous venons de parler, seulement on ne les serre pas autant. Elle est destinée à maintenir les lèvres quand elles ne peuvent venir au contact.

Il entre ici dans une foule de détails intéressants,

mais ils ne sont pas susceptibles d'être reproduits dans une analyse. Le sujet roule ensuite sur les plumasseaux faits d'étoupes de chanvre, parfois de laine ou de coton, sur les tentes et sur les mèches, etc.

En développant la quatrième intention, il blâme beaucoup Théodore et Henri, « *lui qui fut nourry à Paris entre philosophes*, et l'Anglais [1], de conseiller dans les premiers jours de la blessure l'usage du vin. Il ne doit être donné qu'exceptionnellement.

Les complications les plus communes des plaies sont : douleur, apostème, dyscrasie, fièvre, démangeaisons, convulsions, paralysie, évanouissements et resverie.

La convulsion ou spasme est un mouvement vicieux, advenant à la vertu motrice volontaire, maladie nerveuse en laquelle les muscles se meuvent vers leurs principes et sont désobéissants à la dilatation. Guy fait surtout allusion au spasme tétanique, dont il décrit les symptômes en rappelant la plupart des aphorismes d'Hippocrate sur ce sujet. Dans le traitement, il met en première ligne le bain, les onctions huileuses, les calmants,..... enfin la section du nerf malade ; « car il vaut mieux encore l'impotence d'un membre à la mort du malade. »

[1] Jean de Gaddesden.

La paralysie est l'effet du ramollissement des nerfs avec privation presque toujours simultanée du sentiment et du mouvement. Elle a des causes externes et des causes internes. Mais comment agissent-elles, comment se fait-il que le mouvement est perdu, alors que le sentiment persiste? Toutes ces questions doivent trouver place ailleurs. Il suffit au chirurgien, par les notions anatomiques, d'arriver à la connaissance de la partie d'où procède la maladie. Si elle s'étend à tout le corps, le cerveau est attaqué, car tous les nerfs y prennent naissance ; si elle se rencontre aux membres supérieurs, la région cervicale de la moelle est atteinte; si elle apparaît aux membres inférieurs, l'altération vient des dernières vertèbres. On reconnaît aussi la cause interne due à l'altération des humeurs, par les symptômes ; et la cause traumatique, par le récit du malade.

Les chapitres suivants renferment successivement : de la plaie faite en chair ; de la plaie petite sans déperdition de substance ; de l'incision et plaie grande superficielle ; de la plaie profonde et cachée ; de la plaie profonde avec perte de substance, avec perte de peau, avec chairs superflues ; de la plaie contuse, altérée par le contact de l'air ; des plaies venimeuses et par morsure, avec hémorrhagie veineuse ou artérielle ; des solutions de continuité des nerfs, tendons et téguments, par piqûre, par incision, avec dénudation, avec contusion; plaies des os et des cartilages. La plupart de ces chapitres sont moulés sur le premier.

Dans celui où il s'occupe des solutions de continuité des chairs, il tâche de prouver par syllogisme qu'on doit laver la plaie avec du vin. Dans les plaies sinueuses et profondes il est bon de faire des contre-ouvertures, dans lesquelles Brun met des tentes; mais Chauliac préfère le séton qui nettoie mieux, passe partout et cause moins de douleur, car il emploie l'aiguille pour le placer. Il propose aussi d'inciser sur une éprouvette, espèce de sonde cannelée, introduite dans le foyer. Dans les plaies avec perte de chair, c'est le sang qui se caille et s'organise pour combler le vide.

La nature réunit les plaies; mais l'art favorise ce travail par les caustiques, si les chairs sont exubérantes.

L'hémorrhagie grave est traitée localement par la suture des lèvres de la solution de continuité, par des étoupes recouvertes de poudres astringentes, maintenues à l'aide d'un bandage; par l'incision complète du vaisseau, les deux bouts se retirent ainsi dans les chairs; par la ligature, on dénude l'artère, on la soulève avec un crochet et on l'entoure d'un fil de soie; par la cautérisation actuelle ou potentielle. Dans ce cas, il se forme des croûtes empêchant l'issue du sang *à la manière d'un cou-*

vercle. La compression, le sang qui se caille, la position élevée du membre, le repos facilitent et procurent même la guérison.

Dans la piqûre des nerfs, on en vient quelquefois à l'incision ou à la cautérisation.

Les tendons et les parties nerveuses divisées doivent être réunies par la suture; elle réussit bien chez les enfants.

Dans la doctrine seconde, il expose le traitement des plaies dans les divers compartiments du corps; sa division des plaies de la tête est très-méthodique et complète. Les signes de la fracture des os sont, en résumé: 1° la nature de l'accident; 2° l'état de la contusion ou de la plaie; 3° les douleurs ressenties par le malade; 4° l'action de porter les mains à la tête; 5° les sensations que donne le stylet; 6° le liquide qui sort plus abondant de la fente, quand le malade souffle ou retient son haleine; 7° les accidents: l'apoplexie, la perte de la parole, les vomissements; 8° le son rauque de la tête frappée avec une verge; 9° le grincement des dents pendant la percussion du fil métallique serré par les dents du patient; 10° le résulat de l'application de l'encre ou de l'onguent, *car la noirceur demeure en la fente et l'onguent est sec sur le lieu de la fente: ce signe est certain* [1].

[1] Il ne faut pas confondre ces deux moyens, comme le fait

Dans la division des méninges, il y a hémorrhagie par le nez, les oreilles et la bouche.

Les fractures du crâne étant dangereuses, quel traitement faut-il appliquer? Question difficile à résoudre, vu la divergence des opinions. Galien, Paul, Ali-Abbas, Avicenne, Albucasis, Roger, Jamier, Brun et Guillaume de Salicet semblent, du moins on le leur impute, employer indifféremment pour toutes les fractures du crâne les rugines et les trépans, arrachant les os avec les instruments tranchants (le fer), pour donner une issue facile aux liquides qui s'amassent. D'autre part, maître Anserin de la Porte (le texte latin porte *Anselme de Janua* [1]), quelques Padouans, presque tous les chirurgiens français et anglais, se servent d'emplâtres et de médicaments internes, pensant qu'il serait très-avantageux de rejeter la sanie sans enlever les os. Quelques-uns, comme Théodore, Henri, et Lanfranc surtout, qui dit mieux que les autres, s'efforcent de garder un juste milieu. Ils emploient des topiques en premier lieu et en viennent plus tard au trépan. Lanfranc trépane [2] si les

M. Malgaigne : l'application de l'encre appartient à Guy de Chauliac, celle de l'emplâtre à Lanfranc. (*V.* Traité III, doct. II, chap. 3.)

[1] Anserin de la Porte et Anselme de Janua sont un seul et même auteur.

[2] On sait que ce chirurgien n'employait pas le trépan, mais qu'il conseille de s'en servir.

fragments sont déprimés et s'ils agissent en comprimant ou en piquant, car il craint le contact de l'air et les accidents de l'opération.

Quant à notre auteur, après avoir étudié la question, il se range à l'avis de la majorité. Dans les grands dangers, il faut tenir le chemin le plus commun et le plus approuvé. Ainsi, il n'abandonnera pas Galien, dont l'avis est, du reste, celui du divin Hippocrate. Il ne quittera pas pour cela le chemin tracé par Ali-Abbas, Paul et Avicenne; il accordera leur opinion avec ce qui lui paraîtra évident.

Il commence donc par poser quelques considérations générales sur le traitement, tant universel que particulier. Il s'occupe même des bandages, dont l'un n'est autre que la capeline, pour exercer la compression; l'autre qu'une espèce de bandage de Galien, mais à quatre chefs contentifs seulement. Deux chefs antérieurs sont liés à la nuque et les deux autres sous le menton. Nous pouvons l'appeler le bandage de Guy de Chauliac.

Enfin, il arrive à la grave question du trépan, et d'abord il établit les distinctions suivantes: 1° Plaie de tête par incision, sans fracture du crâne, elle est traitée à peu près comme les solutions de continuité ordinaires. 2° Incision avec fracture non pénétrante, si elle est petite, comme dessus; si elle est grande et sur les côtés de la tête, comme dessus; mais si elle est au sommet du crâne, elle ne sera pas cousue, mais ruginée et convenablement pansée; on rejette la suture afin de faciliter l'écoulement des liquides. 3° Incision avec fracture, sans perte de substance mais avec pénétration; dans ce cas, s'il y a des esquilles, on les aplanit et on les égalise avec un lenticulaire ou autre instrument, et puis, comme dessus seulement, on se sert de mèches pour faciliter l'expulsion des humeurs. 4° Contusion et petite fracture, comme dessus : le pansement se fait ici avec des compresses fines trempées dans le miel et l'huile rosat, l'emplâtre capital au-dessus, charpie et un bandage contentif, etc. 5° Contusion avec grande fracture : découvrir et élargir la fracture pour nettoyer et laver les membranes; retrancher les fragments avec les instruments divers, ciseaux, gouges, trépans. Mais cette opération ne doit pas être entreprise chez les blessés trop affaiblis; il faut avertir du danger afin d'éviter les propos des lourdauds, s'éloigner des commissures le plus possible; éviter d'opérer pendant la pleine lune, temps auquel le cerveau se gonfle et approche des enveloppes; faire la dilatation au lieu le plus déclive, elle ne doit pas aller jusqu'aux extrémités de la fracture; si le fragment résiste, employer l'huile rosat pour le ramollir et en faciliter l'extraction; tâcher d'opérer le plus tôt possible quand les méninges sont piquées ou comprimées par les esquilles.

Vient enfin la manière d'opérer. On fait l'opération en deux temps. Il décrit les instruments à employer : le trépan ; les séparatoires, instruments destinés à enlever les parties de l'os qui séparent les ouvertures faites par le trépan : c'est une espèce de couteau, terminé du côté opposé par une extrémité recourbée pour servir d'élévatoire ; les élévatoires, les rugines, les couteaux lenticulaires, et le marteau en plomb.

Dans le second chapitre des plaies du visage, il passe très-rapidement en revue celles des yeux, ce qui regarde les corps étrangers et l'ecchymose traumatique de cette région appelée tarfe (*tarfen*), les blessures des paupières, du nez, des oreilles, des lèvres. La cataracte peut être une conséquence des violences extérieures.... Le nez séparé ne peut plus reprendre, quoi qu'en disent les jaseurs.

Les plaies de poitrine sont, ou non, pénétrantes : les pénétrantes sont simples, sans lésion des organes contenus, ou bien avec plaie du cœur, des poumons, des gros vaisseaux, du diaphragme, avec hémorrhagie légère ou abondante.

Si la plaie est pénétrante, l'un des principaux symptômes est la sortie de l'air dans la respiration par l'ouverture. Si l'épanchement de sang est peu considérable, la réunion et les résolutifs astringents sont employés localement ; si le contraire arrive, il faut évacuer l'humeur, et, à cette fin, dilater l'ouverture avec des tentes, placer l'ouverture dans une position déclive, ou bien, avec Jamier, faire des injections de vin ou de mélicrat dans la poitrine à l'aide d'une seringue.

Si après quelques jours il se forme un dépôt, il est bon, de l'avis de Guillaume de Salicet, de faire une nouvelle ouverture avec le rasoir dans la partie inférieure et déclive du côté malade vers l'épine, près de l'angle des côtes, entre la cinquième et la quatrième ou entre la quatrième et la troisième côte[1], mais de préférence dans le premier lieu désigné, à cause du diaphragme. On introduit une mèche dans la plaie, où l'on fait des pansements rapides pour éviter l'entrée de l'air. Il est permis, à l'exemple d'Avicenne, d'ouvrir l'empyème à l'aide des caustiques ou du fer rouge. Dans les empyèmes de cause interne, Ali-Abbas rejette cette opération, qui provoque une fistule incurable comme la maladie.

Les plaies du ventre sont distinguées en non pénétrantes et pénétrantes, ces dernières avec ou sans issue des viscères. Pour s'assurer de la pénétration, il introduit la sonde à travers la blessure. La ligature ordinaire, ou d'autres qui ne méritent

[1] Il compte de bas en haut.

pas d'être signalées ici, rapprocheront des parois les lèvres de la plaie.

L'intestin se trouvant intéressé, on l'attire en dehors sagement. Si l'ouverture externe n'est point assez large, on l'agrandit avec un instrument dont il parlera plus tard (le syringotome). S'il est besoin de couture, on emploie la suture du pelletier. Roger, Jamier et Théodore mettent dans l'intestin une canule de sureau ; d'autres, d'après Guillaume de Salicet, un morceau d'intestin d'animal. Notre auteur blâme ces derniers moyens ; il se contente de la suture, sur laquelle on met la *poudre conservative des coutures*. Si la coiffe (épiploon) est noircie, on entoure la partie d'un fil et on attend qu'elle tombe. Après la rentrée des intestins on réunit les lèvres des parois.

Les deux derniers chapitres sur les lésions des parties inférieures ne présentent rien de saillant, et sont écourtés.

§ IV. Des ulcères.

Le quatrième traité sur les ulcères est divisé en deux doctrines. La première s'occupe des ulcères sur les parties simples; la seconde, sur les membres composés. L'ulcère est une solution de continuité des parties molles, avec sanie et pourriture, sous l'influence de causes qui empêchent la cicatrisation. La grande différence des ulcères et des plaies, c'est la cause, c'est cette disposition des premiers empêchant la cicatrisation.

Il distingue : 1° l'ulcère virulent et corrosif, 2° le sordide et le pourri, 3° le caverneux et le profond, 4° le fistuleux, 5° le chancreux, 6° le dyscrasique, 7° le douloureux, 8° celui qui est avec apostème, 9° avec contusion, 10° avec chairs molles et superflues, 11° avec dureté et ténébrosité des lèvres, 12° avec os corrompu, 13° avec varices, 14° enfin, l'ulcère de guérison difficile avec propriété à nous inconnue.

Les causes primitives sont : malice ou quantité superflue d'humeurs. Ces ulcères surviennent chez les hommes soumis à un mauvais régime ou à une mauvaise disposition de tout le corps ou de quelque partie. Les causes consécutives sont : les plaies, les exitures ou abcès, les pustules qui s'ouvrent, enfin tout ce qui réveille la fluxion des humeurs. La sanie des ulcères est une humidité altérée et pourrie, engendrée de sang ou de chair, broyée par la chaleur naturelle devenue étrangère, etc.

Pour combattre l'ulcère, deux indications principales se présentent : l'une d'attaquer la cause, l'autre d'amener la cicatrisation. Il entre ensuite dans des détails sans intérêt sur le traitement des divers ulcères, et énumère une foule de formules d'emplâtres.

Dans les chapitres suivants, il traite successivement de l'ulcère virulent ou corrosif, du sordide, du profond et caverneux, de la fistule, du chancre ulcéré.

L'ulcère virulent et corrosif est phagédénique; les causes sont mauvaises humeurs cholériques, âcres, mordicantes, qui, à cause de leur adustion, acquièrent quelque *fraudulence.* Ils viennent à la suite des pustules *pruriantes* et des plaies irritées par remèdes mordicatifs. Localement il applique, en comprimant, une plaque de plomb recouverte d'une couche de mercure, le cautère actuel de préférence aux caustiques; et enfin, si ces moyens sont impuissants, il procède à l'ablation de la partie.

« Quand l'ulcère n'a que saleté et sanie grosse et visqueuse, il est nommé *sordide;* mais quand sa malice augmente tellement qu'elle pourrit et mortifie la chair y laissant crouste, de laquelle s'élève une fumée puante et cadavereuse, il est appelé *pourri*, *fraudulent;* et si la malice est ambulative, il s'en passe en esthiomène et à la mort de l'homme. »

L'ulcère caverneux et profond se compose d'un abcès mal soigné, offrant des clapiers dans lesquels la sanie s'accumule. Il conseille la contre-ouverture, l'emploi de son séton avec le chanvre ou avec une bandelette étroite, puis la compression, ou bien l'incision dans toute la paroi décollée, suivie de la compression.

La fistule est un ulcère profond et caverneux, mais de plus avec induration des parois et passage d'une sanie purulente. Les callosités et la forme fistuleuse la différencient des autres ulcères. Le traitement local des fistules se divise ainsi : dilater l'orifice avec racine de gentiane, ou d'aristoloche, ou de couleuvrée, ou de pièces d'éponges bien tordues ; mortifier la fistule par injections de médicaments âcres et corrosifs, par incision et cautérisation, par incision et ablation des callosités. On peut se servir de l'eau forte des alchimistes, mais ne point opérer si le malade est faible, si la fistule est à l'anus ; d'ailleurs, dans ce dernier cas, l'incontinence des matières est à craindre.

« Le chancre ulcéré est ulcère apparent, rond, horrible, puant, avec gros bords durs et noueux, renversés, élevés et caverneux, ayant couleur livide, obscure, et à l'entour veines pleines de sang mélancholique. » On reconnaît bien là le cancer qui, à la face, prend le nom de *noli me tangere*.

Le traitement général se compose d'abord de purgatifs, comme du reste pour la plupart des ulcères. « La tierce intention est accomplie par breuvages, et choses pendues au col à ce esprouvées ; et par aventure que plus y fait la confiance que la propriété. De ceux-cy sont toutes les herbes capillaires, et principalement ceterac, et l'herbe à Robert, et la scroffulaire, laquelle pour cette raison est nommée l'*herbe chancreuse*, qui sont bonnes à faire breuvages..... L'émeraude et le sapphir portez sont bons contre les chancres, comme dit Albert. La thériaque et la chair des thyres *(et carnes therorum)* y proffitent extrêmement, parce que ils chassent vers le cuir tout le venin. »

Quand on veut opérer, ce que ne conseillent pas une foule d'auteurs, on doit tout enlever et arracher toutes les racines; sans cela l'opération est inutile. Après l'incision, il faut exprimer pour faire sortir le sang mélaucholique et puis cautériser au fer chaud; car, comme dit Hippocrate, aux grands maux les grands remèdes.... Si l'on en vient aux caustiques, rien de mieux que l'arsenic; mais il faut se méfier de la quantité employée.

Il cite plusieurs moyens contre cette cruelle affection : « Et plusieurs, ajoute-t-il, appaisent sa fraudulence et rage lupine, avec une pièce d'escarlate, et en y appliquant chair de géline. Et pour ce, le peuple dit que à cette cause il est appelé *loup*, car tous les jours il mange une poule, et que s'il ne l'avait, il mangerait la personne. Quoy qu'il en soit, telles choses sont tempérées, et si elles ne profitent, ne peuvent apporter grand dommage. »

Dans la seconde doctrine se trouve l'histoire des

ulcères des diverses parties du corps. Avec Lanfranc, il conseille un traitement palliatif pour les loupes ulcérées de la tête. Roger, après avoir enlevé la tumeur, trépane l'os malade : c'est ainsi, dit Guy, que faisait mon maître de Bologne. Il l'a pratiqué sur un Grec qui avait une fistule avec corruption d'os en arrière des oreilles.

La thérapeutique du *noli me tangere* de la face est la même que celle des ulcères chancreux. Les ulcères de l'œil présentent les distinctions établies plus haut, rouges sur la conjonctive, blancs sur la cornée. Les progrès de ces derniers amènent la perforation de cette membrane, la sortie ou la propulsion de l'uvée, la perte de l'œil. La consolidation se fait ici par seconde intention, grâce à l'intervention d'une matière blanche.

La fistule lacrymale débute par une tumeur nommée *garab*. L'humeur qui la compose finit par ulcérer l'enveloppe, endurcir les tissus voisins, altérer l'os. L'apostème s'ouvre en dehors ou en dedans de l'œil, quelquefois vers les conduits des narines. La fistule se trouve, ou du côté des parties molles, ou du côté de l'os.

On tâche de résoudre la tumeur lacrymale ou de la mûrir; dans ce second cas, on l'ouvre, sans attendre la rupture spontanée. Après cela on peut remplir la plaie de coton selon Avicenne, et on recouvre le tout au moyen d'un emplâtre approprié, jusqu'à la consolidation ; ou bien avec Rhazès on se sert d'un collyre astringent. Si l'on n'obtient pas guérison on met en usage l'incision, jusqu'au fond de la cavité, et la cautérisation au fer rouge de l'os malade tout en préservant l'œil. C'est le procédé à préférer. Toutefois il est permis d'user de divers caustiques. « Quant à la manière de curer, en perceant d'une aleine aux tuyaux des narilles, elle n'est point louëe d'Heben Mesué, et je n'y ay point trouvé d'effect, car assez tost après, le pertuis de l'os se remplit, et il n'y a rien qui puisse courir ou défluer aux narilles. »

Il comprend sous le titre de polypes des fosses nasales, des ulcères avec chairs superflues, les uns mous, les autres durs. Les mous sont pédiculés, les autres adhérents se rapprochent des chancres occultes qu'il vaut mieux ne point attaquer. On l'enlève par excision ; afin d'arracher le pédicule, on introduit par le nez jusque dans la bouche un ruban noué plusieurs fois dans sa longueur et on exerce des tractions. D'autres introduisent dans la narine une mèche enduite d'onguent égyptiac pour consumer ce que le fer n'a pu enlever. A l'exemple des quatre Maîtres, on fend le nez par côté pour faciliter l'ablation de toute la masse. Roger introduit un fer chaud dans une canule ; mais celle-ci communique facilement le calorique aux parties voisines, et si on veut isoler la canule en l'entourant de compresses, elle est alors trop volumineuse pour permettre facilement son introduction.

Il donne ensuite le moyen d'arrêter l'hémorrhagie nasale : réfrigérants, astringents, attractifs sur les extrémités, phlébotomie, ventouses, etc.

Dans les ulcères de la bouche, il parle de l'*alcola* ou aphthes de la muqueuse buccale.

Les chapitres suivants, sur les divers ulcères des oreilles, du cou, du dos, des épaules, des bras, de la poitrine, du ventre, n'offrent point un grand intérêt.

« *Ulcera quæ fiunt in virga et in matricis collo, sunt excoriationes, calefactiones, ulcera virulenta, putrida, et corrosiva, et cancrosa. In ano rhagadiæ, ulcera fistulæ. In utrisque hæmorrhoïdes, carnes additæ, ficus et condylomata....... Eorum visui et tactu sunt manifesta, et instrumentum dictum speculum secundum Avicenna ad hoc multum juvat*[1]. »

Notre auteur se contente des mots suivants sur les fistules urinaires : « Les trous qui viennent au prépuce et en la verge, par où souvent l'urine sort, sont mal aisément consolidés. » Quelle différence pour cette partie de l'art chirurgical entre cette époque et la nôtre !

1 Trait. IV, doct. II, chap. 7.

Dans son chapitre des hémorrhoïdes, il énumère une foule de remèdes pour les augmenter, pour les diminuer, pour apaiser les douleurs. Il conseille de suivre l'aphorisme hippocratique : « *Hæmorrhoïdes antiquas habenti sanari, nisi una relicta fuerit periculum erit hydropisim aut phthisim fieri.* »

Pour les fistules à l'anus, il ne convient pas de les traiter indifféremment par les moyens chirurgicaux. Il en est qui sont sous la dépendance d'une altération des os, d'une lésion de vessie; elles seront respectées, car leur guérison est fâcheuse. « Servant d'émonctoire utile, leur curation n'est que peine aux malades et vanité des fols médecins;.... » il suffit de les pallier. Les autres seront opérées.

Nous n'entrerons pas ici dans les détails des procédés exposés ; nous remarquerons seulement que notre chirurgien trouve inutile d'extirper les callosités du pourtour de la fistule ; il craint l'incontinence des matières, si l'opération remonte le long des trajets fistuleux dont la hauteur atteint plus que le milieu des muscles du rectum.

Le chapitre des ulcères des jambes et des pieds n'offre rien de saillant à signaler.

§ V. Des fractures et des luxations.

Le cinquième traité sur les fractures et les luxations est divisé en deux doctrines : l'une sur le traitement des fractures, l'autre sur les luxations.

La première doctrine est divisée en huit chapitres. Le plus important, le premier, roule sur les généralités.

Toute solution de continuité de l'os s'appelle fracture. Elle est simple ou compliquée, transversale ou longitudinale, complète ou incomplète, égale ou inégale, irrégulière, en fragments, sur un seul ou deux os. Des fractures composées, l'une est avec plaie, l'autre avec douleur, avec apostème, avec chevauchement des fragments. Les causes sont : toute violence extérieure. Les signes des fractures se résument ainsi : espace plus ou moins notable entre les fragments, déformation du membre, crépitation, douleur, impuissance du membre, circonstances de l'accident.

La réduction doit être opérée le plus tôt possible. Il énumère plus loin les causes susceptibles de retarder la consolidation : les lotions avec l'eau chaude, les mouvements intempestifs ou inconsidérés, la quantité trop faible de sang visqueux, une constriction trop énergique empêchant la nutrition des parties, la présence d'esquilles, le tempérament bilieux, la convalescence, la vieillesse.

Dans le traitement quatre intentions principales à accomplir : 1° mettre les os en place ; 2° les conserver dans cette position ; 3° favoriser la formation du cal ; 4° corriger les accidents.

On fait donc l'extension et la contre-extension convenablement, et la coaptation pour ramener les os dans leur position primitive. On applique ensuite un appareil. Les uns en veulent un simplement contentif, et ne posent les attelles qu'au cinquième jour ou au septième ; d'autres immédiatement après l'accident, comme Théodore et Pierre d'Argentine. Il y a danger dans ces deux manières de faire ; aussi conseille-t-il un terme moyen, tout en inclinant vers l'avis de Galien, d'Albucasis, d'Avicenne, d'Ali-Abbas. Ceux-ci mettent d'abord un appareil léger, contentif, jusqu'au septième jour, temps où la crainte de l'apostémation est passée.

Voici comment Guy de Chauliac se comporte : « La fracture réduite, le membre soutenu soit lié avec une bande longue et large selon la nature du membre ou immédiatement comme fait Roger ou y appliquant d'abord quelque compresse ou légère estouppade plongée dans un mélange de blanc d'œufs et d'huile rosat : la bande est appliquée pardessus en commençant sur la fracture, descendant et remontant tout au-dessus jusqu'aux parties saines et sans douleur, mais comprimant un peu plus au niveau de la fracture. Pardessus on applique une nouvelle compresse en double ou des étoupes trempées, pour que les attelles n'offensent point le membre, celles-ci sont en bois, ou en cuir, adaptées à la forme du membre et maintenues au moyen de bandelettes. L'appareil doit reposer sur un lieu ferme et tranquille. Le lendemain, si c'est nécessaire, le patient soit saigné et mis à la diete. On ne doit toucher au bandage qu'au dix ou quinzième jour, à moins d'accidents. A cette époque, quand la matière du cal commence à venir, l'appareil enlevé, on lave le membre à l'eau tiède et l'on applique l'emplâtre suivant étendu sur une compresse : farine folle, poudre rouge, blanc d'œufs, quantité suffisante. Maintenu par une bande plus serrée qu'auparavant, et l'on réapplique au-dessus les mêmes pièces d'appareil dont nous avons parlé plus haut. On donne au malade des aliments substantiels. L'appareil est maintenu jusqu'à la formation complète du cal. Alors il est temps de laver le membre de trois en trois jours avec du vin salé, dans lequel on fait bouillir des roses, de l'aloyne[2] et de la mousse de chêne. On applique une étouppade trempée dans ce vin, et des attelles au-dessus, maintenues par une bande. Alors le membre soit remis peu à peu et sagement à ses actions coutumières, et enfin s'il est besoin, soit adouci avec dialthæa et oxycrat. »

Enfin, il s'agit de combattre les accidents. Si la

[1] Absynthe.

fracture est difforme, on peut allonger l'*orosbet* (le cal) au moyen d'une corde attachée au membre d'un côté et de l'autre supportant un poids, la partie moyenne glissant sur un support. « Mais si elle est vieille (la fracture) et le cal endurcy, qu'on le laisse, suivant le conseil de tous les experts. Car il eut mieux valu à ce sage-là, duquel parle Ali-Abbas [1] au troisième du Techni, vivre avec son boitement, que de mourir en tels tourments. Toutes fois si on est fort importuné, et qu'il ne se puisse faire autrement, Avicenne conseille que l'on coupe la chair, et que en frottant le cal soit séparé : puis soit rabillé comme dessus. [2] »

Nous indiquerons seulement l'intitulé des chapitres suivants ; ils sont dépourvus d'intérêt et très-courts. Le second chapitre, de la fracture du crâne, de l'os du nez, mâchoire et face. Le troisième, du cou et des vertèbres. Le quatrième, de la clavette (*furcula*, clavicule) et du *palleron* (omoplate). Le cinquième, du bras, de l'avant-bras, de la main. Le sixième, des côtes et de la poitrine. Le septième, de la hanche, de la cuisse, de la jambe, du pied.

[1] Cet auteur rapporte qu'un vieillard de 70 ans, s'étant rompu le fémur, obtint une consolidation vicieuse; il se mit entre les mains d'un rhabilleur qui lui rompit le fémur pour la seconde fois; mais le vieillard mourut avant qu'on eût achevé l'opération.

[2] Trait. V, doct. I, chap. 1.

Dans la fracture de la clavicule, avec saillie des fragments en dedans, son maître de Bologne appliquait le genou au milieu des épaules, et tirait celles-ci en arrière. « Si elle endommageait la respiration et ne pouvait être réduite autrement, on la saisirait délicatement avec un crochet sans rompre le siphac (la plèvre), et l'on tâcherait de la tirer en avant. »

Dans les fractures de la cuisse, il applique des attelles de la longueur du membre, attache aux pieds un poids de plomb, et passe la corde où il est suspendu sur une petite poulie.....

« Le talon ne se rompt pas, d'autant que c'est un os dur, défendu et couvert par des ligaments. »

La doctrine seconde renferme l'histoire des luxations; la luxation est l'issue de l'os de son lieu naturel. Or, il y a quatre espèces d'articulations : l'une, en scie, comme dans les os du crâne; l'autre, par implantation, comme les dents dans leurs alvéoles; la troisième, par juxta-position, le sternum; la quatrième, par les liens : cette dernière seule est susceptible de luxation proprement dite.

La luxation est complète ou incomplète; la partie luxée se porte en quatre sens différents : en avant, en arrière, en haut, en bas. La luxation est tantôt simple, tantôt compliquée de fracture, de plaie, de douleur, d'apostème.

Les signes sont : la déformation, la douleur, la difficulté des mouvements..... La vieille luxation est difficile ou presque impossible à guérir..... On s'assure de la réduction par le bruit de l'os qui rentre à sa place et l'aspect naturel de la partie.

Quatre indications à remplir : réduire, maintenir la réduction, prévenir la suppuration et la douleur, combattre les accidents.

L'on retrouve ici à peu près la même distribution dans les chapitres que dans les doctrines précédentes des fractures.

§ VI. Des maladies autres que les précédentes et qui rentrent dans le domaine chirurgical.

Le sixième traité comprend les maladies qui ne sont, à proprement parler, ni apostèmes, ni ulcères, ni lésions physiques des os pour lesquelles on a recours au chirurgien. Il est divisé en deux doctrines, suivant que les lésions sont générales ou locales.

Et d'abord, il traite de la goutte et de la douleur et dureté des jointures. A l'exemple de Gordon, il comprend sous ce titre l'arthrite, le rhumatisme, la goutte, les douleurs sciatiques.

Il distingue la goutte froide, la goutte chaude... Ce chapitre n'est qu'un résumé des idées de Galien, de Gordon, d'Arnaud de Villeneuve, avec les longues formules d'une foule d'emplâtres, d'onguents de Rhazès, d'Avicenne, d'Ali-Abbas, etc.

La difficulté de faire disparaître les nodosités de la goutte lui rappelle le vers d'Ovide :

Solvere nodosam nequit medicina podagram[1].

La lèpre est de quatre espèces, d'après l'École de Montpellier : éléphantine (par la mélancholie), léonine (par la cholère), serpentine (par le phlegme), lupuline (par le sang).

« Les causes de ladrerie sont triples : primitives, antécédentes et conjoinctes. Les causes primitives sont : corruption d'air, et attouchement des ladres, méchantes viandes, et tache de génération. Et y aident à ces choses : rétention des superfluitez mélancholiques, comme des hémorrhoïdes, menstrues, petite vérole, fièvres quartes, et la faiblesse de la ratelle (rate), et la chaleur du foye, comme dit Avicenne.... Selon maistre Jordanus à Montpellier, la ladrerie a disposition et acte. La disposition ou préparation à ladrerie est une propriété au corps, par laquelle quelqu'un est fort disposé à ladrerie. Et telles propriétez ne proviennent des causes primitives et coadjuvantes susdites. L'acte de ladrerie est la nuisance de la dicte vertu, qui provient de l'eparsement de la mélancholie par le corps..... Les signes univoques sont six : rondeur des yeux et des oreilles ; dépilation et grossesse, ou tubérosité des sourcils ; dilatation et

[1] Ovid. I, *de Pont.* 3. 23.

torsure des narilles par dehors, avec estroitesse intérieure; laideur des lèvres, voix rauque, comme s'il parlait du nez; puanteur d'haleine et de toute la personne, regard fixe et horrible.... Signes équivoques sont :... dureté et tubérosité de la chair, spécialement des jointures et extrémités... couleur de morphée [1] et ténébreuse..., chute des cheveux et renaissance de subtils...... consomption des muscles et principalement du pouce... insensibilité et stupeur et grampe des extrémités... rognes et dartres, copperose et ulcérations au corps... grains sous la langue, sous les paupières et derrière les oreilles... œdème et sentiment de piqueure d'aiguilles au corps... crespeure de leur peau exposée à l'air, à mode d'oiseau plumé... ils sont fins et trompeurs, furieux et se veulent trop ingérer sur le peuple... ils ont le pouls débile, le sang noir, plombin et ténébreux, cendreux, graveleux et grumeleux... urines livides, blanches, subtiles et cendreuses [2]. »

J'ai cru devoir donner rapidement la description de cette curieuse maladie. Le traitement curatif se compose d'un bon régime, de saignées, purgatifs, bains, ventouses, frictions dépuratives, cautères,

[1] La morphée, tache lenticulaire, signalée seulement au moyen-âge, et qui semble correspondre aux *maculæ* de Celse, *lib. III*, *cap.* 25.

[2] Trait. VI, doct. I, chap. 2.

caput-purges [1]. Plus tard, à l'intérieur on donne la chair de vipère et des breuvages, et confections d'*alfiude* d'or...

Après la lèpre, il étūdie les maladies de la peau : morphée, albaras, algada, algasén, panes, lentilles, sang meurtry, goutte ou couperose, rogne, feu volage, dartre, etc. Ces éruptions cutanées diffèrent pour la forme, le volume, mais non pour l'humeur. Si elles sont pleines et noires, on les appelle *morphées*, il y en a autant d'espèces que de ladreries; si elles sont blanches, on les nomme *albaras*; si rouges, *goutte* ou couperose; si elles sont grandes, *panes*; si petites, *lentilles*; si elles sont inégales ou ulcérées, elles prennent le nom de *rognes*, *feu volage* et dartres, *impetiges*, *assafati*, *serpiges*.

Pour la gale, il fait faire des frictions avec le liniment suivant :

Térébenthine............	1 livre.
Graisse de porc fraîche...	1 quarteron.
Soufre..................	1 once.
Argent vif..............	quelques drachmes.

« Mais il faut être averti que d'autant que l'argent vif nuit aux membres principaux, aux dents et aux gencives; Avicenne commande que les

[1] Décoction de plantes excitantes, avec laquelle on faisait des injections dans les narines pour agir sur les émonctoires du cerveau.

onguents ez quels il est mis soyent esloignez tant qu'on pourra des endroits de l'estomach et des membres nobles. Et Henri dit que les dents et les gencives soyent lavées avec décoction de la mente sauvage ou chevaline, de l'aneth et camomille. Aucuns font le mesme avec eau de morelle [1]. »

Dans les chapitres suivants, il expose l'exténuation et l'engrossissement du corps ; puis, la chute, les coups (contusion), la brûlure, les porreaux, les verrues, les cornes (cors) ; les membres surnuméraires qu'il faut amputer ; les parties mortes qu'on veut conserver.

Dans les cas de doigts surnuméraires qu'on veut enlever, l'opération est décrite de la manière suivante : « Avec rasoir soit tranchée et descharnée à la racine de sa source, et puis, soit disjointe la joincture, et le lieu couppé, et le doigt osté, et que soudain on restraigne le sang avec de la poudre rouge et aulbin d'œuf ; et soit guéry de la cure des autres playes. Quelques uns, comme Avicenne, ayant faict l'incision, cautérisent le lieu avec huile bouillante [2]. »

Dans les membres tombés en gangrène, l'opinion d'Albucasis et d'Avicenne est de retrancher le membre jusqu'au vif, pour préserver le reste du corps. Guy de Chauliac approuve cette opération,

[1] Chap. 3.

[2] Chap. 8.

elle se fera ainsi : « Que le membre soit enveloppé de la part saine, et de la part corrompue, avec bandage, et soit tenu ferme par les serviteurs, et soit séparée la chair qui est entre deux bandages, avec un rasoir, jusques à ce qu'on voye l'os totalement délivré de la chair. Et puis soyent garni les lèvres de drappeaux, affin qu'elles ne soyent offensées de la scie. Et alors, soit scié l'os subtilement et parfaitement. Et le membre estant séparé, le sain soit cautérizé avec un fer ardent convenable à cela, ou avec de l'huile bouillante, ainsi qu'il a esté dit. Soit bandé et pansé de la curation des autres ulcères. Et s'il y a flux de sang, soit restraint avec la poudre rouge et aulbin d'œuf, et autres moyens que nous avons dict [1].

» Quelques uns, comme Théodore, dictent médicamens qui endorment, affin qu'on ne sente l'incision : comme est l'opion, suc de morelle, jusquiame, mandragore, lierre arborée, ciguë, laituë. Et abbreuvent de cela une éponge neuve, et permettant qu'elle se dessèche au soleil. Et quand il en est besoin, ils mettent cette éponge dans l'eau chaude, et la baillent à flairer, tant que le sommeil en vienne au patient. Et luy endormy, ils font l'opération [2].

» Quant à moy, ajoute-t-il cependant, en telle

[1] Parmi ces moyens se trouve la ligature.

[2] Chap. 8.

mortification de membre, ayant couppé chemin au progrès de la corruption, avec scarifications et arsenic, et en mettant sur la partie saine défensifs de bol arménien, et autres opportuns, j'enveloppe tout le membre mortifié, avec le sparadrap cy dessous escrit, de plusieurs plis, et le bande et prépare à sa mode, ainsi qu'il sera dict des corps morts qu'on veut garder. Et je le retiens de cette sorte, jusques à tant que la joincture soit fonduë, et que le membre chée de soy-même. Car il est plus honneste au médecin qu'il chée de soy-mesme que si on le retranchait. Car tousjours quand on le tranche, il en demeure quelque ranqueur ou regret, et pansement au malade qu'il luy pouvait demeurer. »

Dans la seconde doctrine, il passe en revue les altérations spéciales des divers organes. La teigne, divisée: 1° en bournalière (faveuse) ; 2° figueuse (granuleuse?) ; 3° amedose (eczémateuse?) 4° tettineuse (mamelonnée?) ; 5° lupineuse (squameuse?) ; 6° braneuse (furfuracée?). Guy s'occupe ensuite de l'alopécie, calvitie et chute des poils, des soins à donner aux cheveux, de l'embellissement de la face en général; des cicatrices, des boutons de variole, des pustules de la face et de la coupe-rose en particulier ; des taches, lentilles et pannes ; des maladies particulières aux yeux, des larmes et fluxions, de l'hypertrophie et atrophie ;

des maladies des paupières, de leur ulcération, du strabisme, de la chute de la paupière, du renversement des paupières, de leur agglutination, des poils renversés dans l'œil, de la chute des poils, de leur blancheur, de la dureté, de la louppe, de l'orgeolet, de la verrue des paupières, de l'onglet (*ptérygion*), du sebel (*pannus*); des maladies de la cornée, comprenant les taches, la cataracte, la goutte sereine; des maladies des autres parties internes de l'œil; des maladies des oreilles, de la surdité; des maladies des narines, de l'opilation cathésiale (ozène); de l'haleine fétide; des maladies de la bouche et de ses parties; des maladies de la langue, de son enflure et agrandissement; de la grenouillette et croissance de chair du filet, de la paralysie et bégaiement; des maladies des dents, de la douleur dentaire, de la dent ébranlée et affaiblie; de la pourriture, carie, perforation des dents, agacement des dents, de l'arrachement des dents; maladies des lèvres, des gencives et de la luette; de l'enflure et engorgement des amygdales; des corps étrangers dans l'œsophage; des maladies du cou et de la bosse du dos; des maladies des épaules et des bras, de l'altération des ongles; des maladies de la poitrine, des hanches; de la rompure didymale; de la pierre des rognons et de la vessie; de l'artifice de pisser par médicaments, par instruments, de l'opération de la taille; des maladies de la verge, du priapisme, de la circoncision, de la castration, etc.; des maladies de l'amary (matrice), de l'extraction du fœtus et de l'arrière-faix, de la masse des chairs dans l'amary, de la chute de l'amary et du rectum; des maladies des cuisses, jambes et pieds.

Je me contenterai, dans cette analyse, de parler des chapitres qui auront quelque importance.

La cataracte est une certaine tache panniculeuse dans l'œil devant la prunelle, qui empêche la vue, formée d'une humidité étrangère descendant en l'œil, congelée par la fraîcheur de cet organe. Cette humidité s'assemble-t-elle entre la cornée et l'uvée, comme veut le prouver Jésus, ou entre l'albuginée et le cristallin? Notre auteur ne le décide pas.

Dans les premiers temps on l'appelle imagination, fantaisie, parce qu'elle donne des sensations qui n'existent point; plus tard, elle est dite suffusion, eau descendante, parce qu'on voit dans la prunelle comme une nuée d'eau; c'est à la fin seulement qu'elle prend le nom de cataracte, parce qu'elle empêche la vue, comme la cataracte du moulin, ou la cataracte du ciel, qui intercepte les rayons du soleil; elle occupe toute la prunelle ou seulement une partie, tantôt mince et mobile, tantôt d'une grande épaisseur, tantôt cendrée, blanche, bleue, orangée, tantôt noire, etc.

Les causes sont : coups, chute, fièvres, douleurs de tête, grand froid, faiblesse de l'œil, mauvaises fumées vaporeuses élevées des mauvaises humeurs et de grosses viandes mal digérées. La cataracte est distinguée de la goutte sereine en ce que, dans la cataracte, on voit une tache (*macula*) en arrière (*infra*) de la pupille, tandis que, dans l'amaurose, cette partie laisse passer les rayons; mais le nerf optique a perdu la faculté visuelle; ou bien celle-ci existe, mais la cataracte est noire et la tache ne s'aperçoit pas.... Cette dernière affection tient à une altération de l'œil, ou du cerveau, ou du ventre.

La goutte sereine ne guérit point, puisque le plus souvent il y a altération du nerf, et que l'opération serait inutile. On juge mauvaise la cataracte qui ne se dilate point, l'autre œil étant fermé, ni par friction, ni par compression ou par insufflation. Quand le patient n'y voit goutte, c'est qu'elle est trop vieille; aussi elle ne peut être opérée, et si on l'abat, soudain elle remonte, ou bien le malade n'y voit pas à cause de la lésion du nerf optique. Les douleurs de tête, les maux d'yeux, la toux opiniâtre, les catarrhes pulmonaires, les vomissements contre-indiquent l'opération ; les conditions contraires la favorisent.

Il faut se garder de faire beaucoup de promesses, car les remèdes ne font rien, et l'opération avec l'aiguille est assez décevante; cependant Avicenne cite des malades guéris au début par l'abstinence, les évacuations et les collyres résolutifs.

On choisira pour l'opération une belle journée de mai ou de septembre. L'instrument employé (*almadac* en arabe, *aiguille* en français), Bienvenu le préfère en argent, Acanamose en or, notre écrivain en bon fer.

Voici comment l'opération se trouve décrite: « Quand la cataracte est confirmée et bonne, jugée soubmissible à l'aiguille, c'est que le patient ayant esté clystérizé et saigné (s'il semble expédient), ayant pressé les tempes et le front de quelque emplâtre restrinctif, affin que les humeurs ne s'esmeuvent de quelque occasion, et ne descendent aux yeux: luy estant à jeun, et consolé, sain de toute autre passion, un beau jour, à heure de tierce; la lune croissant et ne voyageant pas le signe du Belier, ayant l'autre œil bandé, soit accomodé en lieu bien clair, vis-à-vis de la lumière, sur un banc bien ferme, à chevauchon: et par derrière y ait un bon serviteur, qui luy tienne la teste bien ferme. Et adonc l'opérateur après avoir masché la graine de fenouil, ou d'ails ou quelque chose acre, s'asseye devant le patient au mesme banc, un peu plus haut. Le patient tienne ses mains sous ses genouils, et que l'opérateur embrasse de ses jambes les genouils du patient. Cela fait, qu'il ouvre l'œil du patient de l'autre main; car l'on opere de la main droite en l'œil gauche, et de la gauche au droit; et ayant ouvert l'œil, qu'il souffle dedans trois ou quatre fois, afin que la cataracte prenne mouvement avecques la chaleur. Puis qu'il commande au patient de tourner l'œil vers le nez et le tienne ferme. Lors au nom de Dieu qu'il introduise en tournoyant son aiguille, par le milieu de la conjonctive, se desvoyant de ses veines, en poussant et perceant dedans, jusqu'à ce qu'il apperçoive son aiguille estre au vide : puis, qu'il tourne son aiguille devers la cornée; et quand il verra à travers la cornée son aiguille au dedans, qu'il la pousse jusqu'au milieu de la prunelle et un peu davantage. Et adonc, en repliant un peu la cataracte qu'il la mette et transpose en bas : et qu'il la tienne là avec l'aiguille tant qu'on pourrait dire trois fois le *Pater noster* ou un *Miserere*. Et si la cataracte se relève, qu'il la prenne avec l'aiguille tant de fois, qu'elle demeure en bas : se gardant toutefois, de déchirer l'uvée, et de toucher au cristallin. Quand elle sera bien arrêtée, et ne se rehausse plus, retire l'aiguille en tournoyant, comme tu l'as mise dedans. Et alors pour exalter ton art, luy ayant couvert l'œil sain de son chaperon ou cappe, monstre luy quelque signe une fois seulement, et dis luy : Qu'est-ce cela? Cela fait, benissant Dieu, qu'on luy mette sur l'œil un blanc d'œuf, avec du coton ; et que les deux yeux soient bandez, à ce que l'un ne meuve l'autre, ains se repose..... Quelques uns des anciens Grecs (comme récitent Albucasis et Avicenne), faisans un trou sous la cornée, avec une aiguille cannelée, la tiroyent en succeant, ce que je ne loue pas, car peut estre que avec l'eau sortirait l'humeur albugineux et le dernier erreur serait pire que le premier [1]. »

La rompure est, d'après Galien, une enflure herniale, en laquelle l'intestin ou la coiffe (épiploon) est hors de sa place. Cet organe sort à travers la paroi abdominale, principalement du côté du didyme et des bourses. Le plus souvent le cœcum se déplace ; on distingue les hernies en épiploïques (zirbales), intestinales et intestino-épiploïques. La hernie peut descendre par d'autres lieux, à travers la paroi de l'abdomen, ou à la bourse des testicules, ou à la cuisse, et près de la vulve, vers les parties supérieures du ventre. Elle guérit chez les enfants, quand elle est récente, mais non quand elle est dure, ancienne, et chez les vieilles personnes. La cure par l'incision est possible, mais douteuse et dangereuse.

La réduction de l'intestin s'obtient avec la main,

[1] Trait. VI, doct. II, chap. 2.

les clystères, les bains, les ventouses, les emplâtres lénitifs, l'évaporation à l'aide de linges chauds, la suspension, en haussant le malade par les jambes ou par les hanches. Après la rentrée, on applique un emplâtre comme le suivant : noix de cyprès, acacie, galle, belauste, gomme adragante, myrrhe, sarcocolle, encens, gomme arabique, sang-dragon, bol arménien, alun, aloës, mumie, le tout incorporé dans du vinaigre. Quand on lèvera l'emplâtre, on appliquera un brayer étroitement bandé fait de linge plié en trois, avec un petit écusson, selon la grandeur de l'aîne. Enfin, on prescrira le breuvage des rompures.

La cure radicale se fait de diverses manières, entr'autres : inciser jusqu'au didyme (cordon) inclusivement, et à l'ouverture engendrer de la chair dure et calleuse. Dans cette intention, les uns, après l'incision retranchent le testicule, d'autres brûlent avec le cautère actuel jusqu'à l'os, d'autres avec le cautère potentiel. Cette opération a été pratiquée par maître Jean les Crevez (de Crepatis) à Bologne, maître André à Montpellier, maître D'Orlhac à Avignon, et par notre auteur. On peut faire encore cette opération au moyen d'un lien passé sous le didyme à l'aide d'une aiguille, serrée sur un morceau de bois jusqu'à ce que ce lien tombe : Roger est l'inventeur de ce procédé. Une cinquième méthode de Lanfranc est l'élévation du didyme et la cautérisation de l'os après incision des téguments. La sixième opération de Beraud de Metz s'exécute au moyen d'un fil d'or. Les quatre premières méthodes sont préférées par Guy de Chauliac, comme parfaites et assurées. Les deux dernières, il est vrai, sauvent le testicule; mais cet argument en leur faveur lui paraît sans grande valeur, puisqu'il a vu plusieurs opérés engendrer avec un testicule.

La pierre dans la vessie ne doit pas être toujours extraite. Dans la vessie, l'incision est dangereuse, c'est pour cela que les prudents (*periti*) ont laissé cette opération aux coureurs (*cursoribus*). Si la pierre est volumineuse, le malade ne peut être taillé sans grand danger; si elle est petite, on risque de ne point la retirer. Aussi, faut-il tailler pour les calculs de moyen volume. Personne ne doit se mêler de cette opération, s'il n'est expert et s'il n'a vu pratiquer un bon maître, comme disent Brun, Théodore et Guillaume de Salicet. L'opérateur se procurera tous les instruments nécessaires, rasoir, crochet gros et cave, tenailles longues, fil, aiguille, coton, linge, œufs, poudre rouge, et toutes choses nécessaires. Qu'on se garde de tailler un vieillard, un faible, un cacochyme, un craintif, un indolent.

« La cure de la pierre par incision se faict, en suivant les susdits maistres (et je l'ay veu faire ainsi), comme s'ensuit, que premièrement on vuide les boyaux par un clystère. L'endemain, le patient estant à jeun fasse un saut ou deux, affin que la pierre descende; puis estant accommodé à l'envers, sur un banc, ou sur les genouils de quelque fort serviteur, qu'on luy courbe les cuisses, et qu'elles soyent bien liées au col les tenant eslargies, affin que ne se puissent bouger à l'heure de l'opération. Lors, en pressant le ventre du poingt par dessus la vessie et mettant les doigts par le fondement, comme dit est, la pierre soit amenée tant qu'on pourra au col de la vessie, entre le fondement et les testicules. Cela fait, on taille d'un rasoyr, selon que vont les riddes, en lieu esloigné de la commissure ou suture (d'autant que ce lieu est mortel, comme dit Avicenne), quelque peu à gauche, jusques à la pierre, tant que elle en puisse aisément estre tirée d'un crochet cave. L'ayant tirée, et le lieu estant nettoyé, la playe soit cousue; et qu'on y mette par dessus de la poudre rouge, avec aulbin d'œuf, soit bandé bien ferme, et posé au lict, et qu'on ne le desbande jusques au troisième jour...... Quant aux femmes, il n'advient pas guieres qu'elles ayent la pierre en la vessie : et quand elle y est, on la traicte comme dict est, ayant mis le doigt dans la matrice (vagin)[1]. »

[1] Trait. VI, doct. II, chap. 7.

§ VII. L'Antidotaire.

Le septième traité, appelé *Antidotaire*, est divisé en deux doctrines : la première consacrée aux médicaments en général ; la seconde, aux remèdes en particulier.

Il parlera d'abord de la phlébotomie, des ventouses et sangsues, des médecines qui purgent les humeurs, des vomitifs, des clystères, suppositoires, cautères, de la préparation des remèdes, des simples médicaments et des composés, des topiques pour les apostèmes, des repoussants, résolutifs, maturatifs, mondificatifs, calmants, des topiques pour les playes, hémostatiques, incarnatifs, engendrant la chair, cicatrisatifs, corrosifs, putréfactifs, caustiques, des topiques pour les fractures, agglutinatifs, confortatifs, émollients, des degrés des médicaments.

Dans la doctrine seconde, il énumère les remèdes propres aux diverses parties du corps : cette énumération comprend huit chapitres. Tout ce traité, renfermant la petite chirurgie et le formulaire des médicaments, échappe à l'analyse. Il offre d'ailleurs peu d'intérêt.

§ VIII. Théorie médicale de Guy de Chauliac puisée dans sa Grande Chirurgie.

Pour la théorie pathologique, l'écrivain du XIVe siècle s'est conduit comme pour le reste ; il a pris ses modèles dans Galien, Avicenne et les Arabes, mais il n'a pas rassemblé dans un chapitre les idées générales de pathologie : ce défaut d'exposition constitue une véritable lacune, surtout pour les générations actuelles, peu versées dans la connaissance de l'humorisme galénique, exagéré par les Arabes, principalement par Avicenne, et copié servilement par les arabistes. Guy aurait évité, par un résumé synoptique de pathologie générale, une foule de répétitions, qui rendent fatigante la lecture de son livre. Pour la faciliter, nous tâcherons d'exposer succinctement les principales idées acceptées par notre auteur ; nous ajouterons, pour ainsi dire, un précis de son système médical pris çà et là, mais exclusivement dans son livre, moins suivant les paroles du texte que d'après le sens général.

La maladie n'est point définie, sans doute parce qu'elle se comprend de reste.

La pathologie se divise en médicale et en chirurgicale. Cette dernière faisant partie de la pathologie et non de la thérapeutique, le chirurgien doit être médecin pour être complet, et ne pas se voir relégué parmi les simples ouvriers.

La théorie pathologique a sa base dans les idées physiologiques, et sa classification dans les divisions anatomiques.

La plupart des maladies sont produites par les humeurs ; celles-ci sont divisées en naturelles : sang, phlegme, bile, atrabile, avec les liquides superflus; en non naturelles, produites par les mêmes humeurs, mais modifiées par une sorte de combustion, de pourriture, quelquefois de congélation. Toutes proviennent du sang.

Les premières produisent les apostèmes vrais, et les secondes les apostèmes non vrais.

Les humeurs sont chaudes ou froides; les chaudes enfantent les maladies aiguës avec fièvre, les froides les maladies lentes ou chroniques. Les humeurs sont humides ou sèches, celles-ci plus dangereuses que celles-là.

Toutes les maladies générales sont dans la *masse du sang*, affectent tout le système. Le meilleur moyen de les traiter est d'attaquer les humeurs, c'est-à-dire l'économie entière, et lorsqu'elles se déposent dans un point, de les faire sortir le plus tôt possible, non-seulement pour en délivrer la masse sanguine, mais encore pour éviter leur corruption et leur transformation en humeurs de mauvaise nature.

Il est donc convenable que les évacuations universelles précèdent les particulières.

Le mouvement spécial qui pousse les humeurs vers un point déterminé s'appelle *fluxion*. La douleur la provoque; il est bon de la calmer.

Une partie forte peut renvoyer l'humeur vers une partie faible (*pars mandans*, *pars recipiens*).

L'art ou la nature peuvent détourner la fluxion d'un organe vers un autre, la fixer dans l'organe primitivement atteint, ou le délivrer par une ouverture artificielle ou spontanée.

Si les humeurs jouent un rôle (rôle principal dans les maladies), les organes, à leur tour, ont leur puissance et demandent une thérapeutique différente. L'état général se traite par les contraires; l'état local, par les semblables. Toutefois, dans les solutions de continuité, ce précepte n'est point applicable, parce que l'indication première est prise ici de l'essence du mal; il faut donc employer le contraire, c'est-à-dire la réunion.

Il est d'autres exceptions à cette règle générale, qu'il est inutile d'indiquer.

Les organes peuvent être de bonne ou de mauvaise complexion; dans ce dernier cas, les maladies sont plus graves. Il en est de même pour le corps entier : la mauvaise complexion s'appelle alors *cacochymie*.

D'une manière générale, les causes des maladies sont divisées en primitives, antécédentes, conjointes. Les premières sont les causes externes, les secondes les causes internes générales, les troisièmes les causes internes locales[1].

Il faut y joindre d'autres causes plus générales,

[1] Il divise quelquefois les causes, comme l'École péripatéticienne, en matérielles, formelles, agissantes et finales.

qui dérivent du catarrhe et de la congestion[1]. Le mot rhume (*rheuma*), ou catarrhe, exprime un mouvement désordonné des humeurs. La congestion est leur accumulation lente.

Enfin, l'influence des astres sur les grandes épidémies.

La chirurgie s'occupe spécialement, non exclusivement, des apostèmes, des tumeurs, des plaies, des ulcères, des fractures, des luxations. La chirurgie étudie aussi les maladies des articulations, de la peau, de la vessie, enfin toutes celles pour lesquelles on a recours au chirurgien.

Les maladies ont dans leur marche quatre périodes : début, augment, état, déclin.

L'extinction de la chaleur naturelle indique l'imminence de mort.

Les signes dans les maladies peuvent être univoques ou équivoques, *compassionals* (sympathiques) ou propres (antipathiques ou essentiels).

Les maladies aiguës ne dépassent guère quarante jours.

[1] Toutes les maladies sont produites par le catarrhe ou la congestion. Cette idée de Galien a régné jusqu'au commencement du XVIIIe siècle. A. Paré, dans son chap. 2 des causes des tumeurs en général, écrit : « Les causes générales des apostèmes sont deux, à sçavoir : fluxion, qui est un soudain desbordement d'humeurs, avec plus grande quantité qu'il n'est de besoin à la partie pour sa nourriture ; et congestion. » (Pag. 320, édit. 1840, T. I.)

Le quatorzième jour est le terme habituel des phlegmons.

Les tumeurs sont froides ou chaudes, sèches ou humides.

Les viscères contenus dans les grandes cavités ont des émonctoires pour recevoir les superfluités : la parotide pour le cerveau, les ganglions des aisselles pour le thorax et le cœur en particulier; ceux de l'aîne pour l'abdomen, et spécialement pour le foie. Le gonflement de ces ganglions porte le nom de bubon. On ne doit pas employer de répercussifs pour les guérir, parce que le plus souvent ils sont l'effet d'apostèmes internes.

La réunion des parties divisées se fait par première ou par seconde intention : la première intention ou incarnation, au moyen de la rosée alimentaire; la seconde intention, par une matière étrangère appelée *pore sarcoïde*, humeur plus grossière que celle de la chair et moins grossière que celle de l'os.

La réunion par première intention ne se fait que dans les parties humides : voilà pourquoi les os, qui sont secs, ne se soudent que par seconde intention; d'ailleurs, ce sont des parties froides chez lesquelles la force de nutrition est peu développée, quoiqu'ils ne manquent point de matière spermatique.

Les nerfs et les artères, tenant le milieu pour

leurs qualités, peuvent se réunir par première intention, mais seulement quand la solution de continuité est peu considérable. La même chose survient pour les cartilages et pour le prépuce, etc.

Les pertes de substance dans les parties molles sont remplacées par le sang, qui se caille et se transforme en chair; les parties totalement séparées du corps ne peuvent plus reprendre.

Le sec se rapproche plus de l'état sain, et l'humide de ce qui n'est pas sain : voilà pourquoi il convient de chercher à sécher les plaies, surtout en arrêtant l'hémorrhagie; voilà pourquoi le cautère actuel est utile dans beaucoup de cas.

Les solutions de continuité, mal guéries quand elles sont considérables, amènent la maigreur des parties et par suite la perte des forces.

De même qu'il y a des humeurs superflues, il y a aussi des chairs superflues engendrées dans les solutions de continuité.

Le spasme, affection nerveuse par excellence, a pour cause la tension des nerfs, amenée soit par l'humidité, soit par la sècheresse (réplétion ou évacuation, disposition phlegmoneuse ou fièvre ardente). L'on sait, en effet, que les cordes des instruments de musique sont tendues dans ces deux cas, et se rompent dans les lieux humides comme dans les lieux secs; et les muscles, comme les cordes de ces instruments, possèdent deux qualités de resserrement, de dilatation. Le spasme est produit aussi quand le cerveau étant impressionné amène, d'après Avicenne, un effort dans les nerfs pour repousser cette cause de troubles. Il y a donc trois sortes de spasmes : 1° d'évacuation (sècheresse), 2° de réplétion (humidité), 3° de compassion (souffrance) du cerveau.

Si le spasme est un endurcissement des nerfs avec perversion des mouvements, la paralysie de son côté est un ramollissement de ces cordons avec perte de mouvement et de sentiment. Les causes du spasme tétanique sont extrinsèques : chute, coups, contusions, incisions, etc.; ou intrinsèques : présence d'une humeur grossière et visqueuse qui *opile* les nerfs.

La sanie qui s'écoule des ulcères est une humeur altérée et pourrie, engendrée par le sang ou par la chair broyée sous l'influence de la chaleur naturelle devenue étrangère, avec ténébrosité [1]. La chaleur naturelle se rencontre dans les matières louables, la chaleur étrangère dans les matières pourrissables, la chaleur mixte dans les matières médiocres : ces deux dernières dérivent de la première et engendrent la sanie.

Dans l'ulcère, le sang se corrompt à cause de la faiblesse de la partie attirant à elle la superfluité des organes voisins. Ce sang corrompu se change

[1] C'est-à-dire lividité, d'après L. Joubert.

en sanie par l'action de la chaleur naturelle accumulée, et devient ainsi étranger.

Il y a deux espèces de sanies : l'une blanche, légère, exempte de puanteur (c'est le pus); l'autre divisée en subtile, nommée virulente; en grossière, appelée sordide; en médiocre, prenant simplement le nom de sanie.

D'une manière générale, la sanie est une humeur superflue, médiocre, engendrée de la partie médiocre des humeurs, prenant une qualité séminale et blanche; car les organes qui engendrent la sanie, comme ceux qui sécrètent le sperme, sont blancs. La chair, en effet, quand elle est lavée pendant long-temps, devient blanche.

La sanie virulente est une superfluité subtile, engendrée de la superfluité des humeurs aqueuses; elle peut être chaude ou froide, séreuse ou rougeâtre.

La sanie sordide est une superfluité grossière, engendrée d'humeurs grossières; elle est épaisse, caillée, blanche, ou bien noire, ou bien cendrée.

Les croûtes, les écailles sont des superfluités dures et petites qui proviennent de la nitrosité des humeurs *(de humorum nitrositate)*.

Les humeurs brûlées peuvent l'être d'elles-mêmes ou par les autres humeurs. Quand le foie tombe en chaleur, il brûle le sang et ainsi le prépare à mélancholie.

Les mauvaises humeurs qui se déposent en un point se corrompent et finissent par affaiblir les parties ; alors les humeurs âcres, nitreuses, y sont attirées.

Le flux menstruel, les hémorrhoïdes, etc., retenues, peuvent se jeter ailleurs et produire des humeurs mauvaises.

La fluxion est combattue dans les premiers temps par les révulsifs, à la fin par les dérivatifs.

On dérive vers les lieux prochains, on révulse vers les lieux opposés ou éloignés.

Les principales indications locales se tirent : 1° de la complexion des parties, suivant qu'elles sont froides, humides, chaudes ou sèches ; 2° de leur composition, suivant qu'elles sont rares ou épaisses ; 3° de leur force, suivant leur sensibilité relative ; 4° enfin, de leur situation, suivant qu'elles se trouvent superficielles ou profondes.

L'art possède, pour arriver à ses fins, les émollients, les résolutifs, les répercussifs, les évaporatifs, les réfrénatifs (répercussifs légers), les attractifs. Pour agir localement, elle a les incarnatifs, les conservatifs, les consolidatifs, les agglutinatifs, les dessiccatifs, les opilatifs, c'est-à-dire ceux qui, par leur viscosité et *grossesse*, bouchent les pores des membres et empêchent le passage de la matière, etc.

Pour compléter cette esquisse de la théorie médicale de Guy de Chauliac, il y aurait à la comparer avec celle de Galien et des Arabes ; mais nous n'avons pas cru devoir descendre dans ces détails minutieux, qui, au fond, n'offrent aucun intérêt pour la science et pour l'étude de notre auteur. Il suffira de dire que ses principales idées sont calquées sur celles des écrivains que nous venons de mentionner. Au surplus, les notes de Laurent Joubert sont presque exclusivement consacrées à ces comparaisons fastidieuses.

§ IX. Manuscrits, éditions diverses, traductions, commentaires de la Grande Chirurgie.

Les manuscrits qui nous restent sont assez nombreux ; nous citerons, en particulier, les suivants :

Ms. latin de la Bibliothèque royale (N° 1933).

Ms. provençal de la *Grande Chirurgie*, du XVe siècle, à la bibliothèque du Vatican.

Il en existe une copie, d'après M. Malgaigne, à la Bibliothèque de l'arsenal, en 3 vol., inscrite au catalogue sous ce titre : *Divers traités de médecine et chirurgie*, par Guy de Chauliac.

Ms. français à la Bibliothèque de l'École de médecine de Montpellier, N° 184.

La Bibliothèque royale renferme aussi, d'après M. Malgaigne, deux manuscrits du Formulaire.

Editions diverses : *Chirurgiæ tractatus septem*,

cum Antidotario. Venetiis, 1490 [1], 1499, 1500, 1519, in-folio. *Ibid.*, 1546, in-folio, avec la Chirurgie de Brunus, de Théodoric, de Roland, de Lanfranc, de Roger, de Bertapaglia. *Lugduni*, 1518, in-4°; 1559, in-4°; 1572, in-8°; *Bergama*, 1498 [2].

Traduction espagnole; Valence, 1596, in-folio, par Jean Calvo.

Traduction anglaise, en 1571 [3].

Une traduction ancienne d'un auteur inconnu, citée par L. Joubert dans sa préface.

Traduction française de Guy de Chauliac, par Nicolas Panis. Paris, 1478.

Traductions et commentaires: un certain *hebrieu* (juif) interprète de Guy (*Voir* les notes de L. Joubert).

Johannis Falconis notabilia super Guidonem scripta, aucta et recognita ab excellente medicinæ dilucidatore D. Johanne Falcone Montispessulanæ academiæ decano. Lugduni, 1559, in-4°.

Le Guidon de la pratique de chirurgie pour les barbiers et chirurgiens. 1485, Paris.

[1] Cette édition est considérée comme la plus ancienne par Mercklein.

[2] Cette édition est donnée comme la plus ancienne par Haller.

[3] Il existe encore des traductions en allemand et en italien, dont nous n'avons pu nous procurer la notice.

L. Joubert, la Grande Chirurgie de Guy de Chauliac, avec annotations et l'interprétation des langues dudit, par Isaac Joubert, son fils. Lyon, 1585, in-4°; 1592, 1632, 1659; Venise, 1580, 1599, 1615; Rouen, 1632, 1641, 1643; Tournon, 1611. D'autres éditions, en 1643, 1659, 1679, 1692.

Le Guidon pour les barbiers et les chirurgiens, de Jean Canape. Lyon, 1538, in-12; Paris, 1563, in-8°; 1571, in-12.

Metaphrasis in Guidonem de Cauliaco, par Jean Tagault. 1545, in-8°.

Chirurgia parva. Venetiis, 1500, in-fol., avec la Chirurgie d'Albucasis.

Le Chirurgien méthodique. Lyon, 1592, in-12.

Questions en chirurgie sur les œuvres de maître Guy de Chauliac, par François Ranchin. Paris, 1604, in-8°; Rouen, 1628, in-8°.

Remarques sur la Chirurgie de Chauliac; Lyon, 1649, in-8°, par Jean Faucon (traduction de la *Metaphrasis* du même).

Commentaires sur la Grande Chirurgie de Chauliac, par Simon Mingelouseaux. Paris, 1683, 2 vol. in-8°.

Le Maître en chirurgie, ou abrégé de la Chirurgie de Guy de Chauliac, par Laurent Verduc; Paris, 1691, 1699, 1704, in-12; 1693, 1704, 1716, in-8°.

Methodus medendi. Practica medicinæ Rogerii; Venetiis, 1546, in-fol., avec la Chirurgie de Guy de Chauliac, de Brunus, de Lanfranc, etc.

Chirurgia magna et parva Lanfrancii; Lugduni, 1553, in-fol., avec l'ouvrage de Guy de Chauliac, de Roger, de Bertapaglia, etc.

Chirurgia secundum medicationem Hugonis de Luca, Theodorici Cerviensis episcopi; Venetiis, 1519, in-fol., avec la Chirurgie de Guy de Chauliac, de Brunus, de Roland, etc.

Notice sur Guy de Chauliac, par A. Dugès, professeur à la Faculté de médecine de Montpellier (*Ephémérides méd. de Montp.*, T. VI. 1828). C'est une esquisse de quelques pages pour accompagner le portrait de l'auteur.

La notice sur Guy de Chauliac, suivie de l'analyse de la Grande Chirurgie, par Hubert Rodrigues (1841), nous paraît à peine digne d'être signalée. Etc., etc., etc. [1].

[1] Il suffira, pour faire voir la légèreté avec laquelle ce travail a été fait, de citer entre autres les deux assertions suivantes. D'après M. H. Rodrigues, Chauliac, dans l'œdème, « conseillait, d'après *Glaucon*, une mixtion avec une éponge trempée dans l'eau et un peu de vinaigre » (p. 23). Le *Glaucon*, dont il est question, n'est autre que le *de Methodo medendi ad Glauconem* de Galien. Plus loin, M. H. Rodrigues dit (p. 32): «Guy de Chauliac parle d'un instrument de Tagault pour dilater les plaies. » Or, Tagault (Jean) vivait en 1534, à peu près deux cents ans après l'auteur de la *Grande Chirurgie*.

CHAPITRE II.

APPRÉCIATION DES DIVERS TRAITÉS DE LA GRANDE CHIRURGIE.

L'anatomie de Guy de Chauliac présente les connaissances indispensables aux jeunes chirurgiens du temps, un résumé (et il n'a pas la prétention de faire autre chose) puisé dans Galien, avec quelques additions empruntées aux Arabes, Avicenne, Averrhoës, Ali-Abbas. Les contemporains ne peuvent lui rien fournir : Guillaume de Salicet, Lanfranc, Henri d'Hermondavilla, Mundinus même, ne soutiennent pas comparaison avec Galien et les Arabes. Avec le secours de ces derniers, il relève les erreurs des modernes. Son maître, Bertruce lui-même, n'est cité que comme un bon dissecteur.

Évitant avec un soin affecté toutes les questions subtiles, il va droit au but, et s'arrête seulement pour relever les méprises des contemporains ou pour montrer les applications à la chirurgie.

Il n'ose avouer qu'il a lui-même tenu le scalpel de l'anatomiste ; mais, à la manière dont il expose le sujet, aux conseils qu'il donne sur la méthode à suivre pour apprendre l'anatomie, à la façon dont il résume les opinions diverses, l'on s'aperçoit qu'il ne s'est pas borné à comparer les ouvrages ; il n'est pas simple compilateur.

Du reste, un ordre admirable, une exposition claire, un choix judicieux des connaissances acquises à l'époque, un résumé critique sans étalage de vaine science, ne le justifient point de se servir d'une méthode vicieuse dans l'exposition, méthode synthétique dans un livre d'anatomie ; de se trop confier aux anciens pour une science à refaire ; de négliger enfin des détails importants, dont il ne pouvait peut-être apprécier toute la valeur.

En méditant son traité, l'on comprend (tant la science était pauvre alors !) que l'analyse anatomique ne devait pas naître encore de long-temps.

Les dissections étaient difficiles à entreprendre du temps où vivait notre auteur. Boniface VIII menace d'anathème celui qui mutilera les cadavres [1], et l'on connaît à ce sujet la rigueur de la loi de Moïse et celle de Mahomet. C'est seulement en 1376 que le duc d'Anjou, lieutenant de Charles V, permit à l'École de Montpellier d'opérer sur quelques cadavres de suppliciés.

Il accepte la théorie de Galien sur les humeurs, et l'applique à la pathologie comme à la physiologie. Cette dernière science n'était alors qu'un ramas d'hypothèses subtiles ou absurdes, que Chauliac abandonne aux médecins et aux idéologues. Il ne conseille pas au chirurgien de s'en occuper :

[1] *Extravag. commun., lib. III, tit. VI, capit.* 1.

« *Et hoc est pelagus in quo non licet medicum navigare*[1]. » Aussi est-il très-sobre de réflexions physiologiques ; celles qu'il expose, professées alors par l'École de Montpellier, appartiennent aux anciens. En revanche, il ne laisse pas passer de chapitre sans faire ressortir les applications chirurgicales que lui inspire le sujet qu'il vient de traiter.

Du reste, rien dans ce livre de l'état contre nature des parties, de ce que l'on désigne aujourd'hui sous les noms de vices de conformation, d'anomalies ; rien de l'anatomie pathologique. Inutile et même impossible de s'en occuper à l'époque où l'anatomie normale était à peine connue.

Les divisions de son livre d'anatomie ont de l'importance, puisqu'elles servent de modèle à tous les autres traités de sa Chirurgie, qui se trouvent calqués exactement sur le premier, si remarquable par l'ordre et la méthode qui y règnent.

Dans le traité des apostèmes, Guy de Chauliac se montre à la fois médecin et chirurgien, réunissant ces deux sciences pour être supérieur aux chirurgiens, ses contemporains, qu'il désigne avec raison sous le nom d'hommes mécaniques[2].

L'apostème, qu'il définit mieux que tous ses prédécesseurs, n'est pas seulement un dérangement local : « *Non ergo erat mutans membrum a sua natu*

[1] Trait. I, doct. I, chap. 1.

[2] *Voir* Traité d'anatomie.

rali qualitate solum »[1], mais il dépend souvent de l'état général, « *et magis per se peccat mala complexio* », et doit être rattaché à une véritable affection, non à un simple accident.

Nous ne prétendons pas le laver d'un grave reproche qu'il mérite avec tous les écrivains du temps: nous voulons parler de son aveugle enthousiasme pour l'hypothèse humorale de Galien, qu'il accepte tout en la simplifiant et l'exposant avec méthode; mais savoir ce qu'il aurait pu mettre à la place, savoir si le siècle aurait compris une autre théorie. D'ailleurs, au milieu de ces fables scientifiques se cache un système fécond en applications heureuses. Ce jeu de l'imagination renferme un sens profond qui échappe à première vue. Il y a souvent tant de justesse dans cette œuvre surannée, qu'elle est rappelée dans une foule d'écrits. Les humeurs de Galien se sont si bien répandues dans l'atmosphère médicale, qu'après avoir laissé une empreinte ineffaçable sur les productions des siècles passés, elles ont déteint sur la fleur de la science moderne, et font porter encore d'heureux fruits à la pratique médicale de Montpellier.

Quand, tout modernement, M. Bretonneau est venu distinguer des espèces dans les phlegmasies, ne s'est-il pas inspiré de l'humorisme galénique?

[1] Chap. 1er de la doct. Ire du traité II.

Barthez lui-même n'a-t-il pas puisé d'heureuses inspirations dans la méditation des œuvres du médecin de Pergame?

Guy de Chauliac, dans le traitement des apostèmes, s'occupe en première ligne de la fluxion et la comprend en maître. Il est peut-être jusqu'à son époque, et bien plus tard encore, celui qui a le mieux saisi et appliqué les idées pratiques de Galien, et son article sur les écrouelles est un des passages les plus remarquables de ce traité

Rien ne manque aux conseils qu'il donne au chirurgien prêt à enlever une tumeur, pas même celui d'endormir la douleur. Dans les petits abcès, il aime mieux abandonner l'ouverture à la nature, et préfère cependant le fer au caustique dans le cas où il faut agir.

S'il se garde d'opérer les cancers, ce n'est pas tant par la peur de l'hémorrhagie, lui qui préfère souvent le fer aux caustiques, que par crainte de la récidive et des scandales qu'il en a vu résulter.

Il ne se contente pas des généralités de la théorie humorale de Galien pour poser le diagnostic des tumeurs diverses. Les mauvais apostèmes ne diffèrent pas seulement pour lui des naturels par une humeur non louable, mêlée au liquide sanguin ; mais ils laissent des escarres quand ils s'ouvrent, la gangrène, la putréfaction, le venin les accompagnent fréquemment; enfin, il est des symptômes généraux qui concourent au diagnostic.

C'est dans la seconde doctrine de ce traité, où il s'occupe des apostèmes des diverses parties du corps, à l'occasion des bubons, qu'il devient l'historien de la peste, « laquelle apparut en Avignon, l'an de Nostre Seigneur (1348), en la sixième année du pontificat de Clément sixième, au service duquel j'estois pour lors de sa grâce moy-indigne.....

» Ladite mortalité commença à nous au mois de janvier, et dura l'espace de sept mois. Elle fust de deux sortes: la première dura deux mois, avec fièvre continue et crachement de sang, et on en mouroit dans trois jours. La seconde fust, tout le reste du temps, aussi avec fièvre continue, et apostème et carboncle ez parties externes, principalement aux aisselles et haines: et on en mouroit dans cinq jours. Et fust si grande contagion (spécialement celle qui estoit avec crachement de sang), que non seulement en séjournant ains aussi en regardant, l'un la prenait de l'autre: en tant que les gens mouroyent sans serviteurs, et estoyent ensevelis sans prestres.

» Le père ne visitoit pas son fils, ni le fils son père: la charité estoit morte, et l'espérance abattue. Je la nomme grande, parce qu'elle occupa tout le monde, ou peu s'en fallut. Car elle commença en

Orient, et ainsi jettant ses flesches contre le monde passa nostre région vers l'Occident. Et fust si grande, qu'à peine elle laissa la quatriesme partie des gens. Et je dis qu'elle fust telle qu'on n'a jamais oüy parler de semblable : car nous lisons de celle de la cité de Cranon, et de la Palestine, et des autres au livre des épidymies qui furent du temps d'Hippocras : et de celle qui advint aux subjects des Romains, du temps de Galen, au livre du bon suc : et de celle de la cité de Rome au temps de Grégoire. Il n'y en a point de telle. Car celles-là n'occupèrent qu'une région, ceste-cy tout le monde : celles-la estoyent rémédiables en quelqu'un, ceste-cy en nul. Par quoy elle fust inutile et honteuse pour les médecins ; d'autant qu'ils n'osoyent visiter les malades, de peur d'estre infects : et quand ils les visitoyent, n'y faisoyent guière, et ne gaignoyent rien : car tous les malades mouroyent, excepté quelque peu sur la fin, qui en eschapperent avec des bubons murs [1]. »

[1] Quand le fléau destructeur revint, il composa une formule préservative, du goût de l'époque, véritable thériaque moderne. Nous la transcrivons pour donner une idée de la polypharmacie d'alors :

℞ Graine de genièvre..................	2 drachmes 1/2
Girofle, macis, noix muscade, gingembre, zedoaire. ãã..............	2 drachmes
Des deux aristoloches, racine de gentiane, tormentille, racine de l'herbe	

Raymond Chalin, médecin de Montpellier, a aussi laissé l'histoire de cette terrible peste, décrite encore dans l'introduction du *Décaméron* de Boccace.

A la suite de ce passage, en nous apprenant qu'il a composé un traité d'astrologie, Guy de Chauliac cherche à expliquer cette épidémie par les conjonctions de Saturne, Jupiter et Mars. C'est ce même homme qui dit à l'occasion des diverses

tunix, dictame, racine d'énule campane, ââ..........................	2 drachmes 1/2
Saulge, rue, balsamite; menthe pouliot, ââ..........................	1 drachme.
Bayes de laurier, doronic, saffran, semence d'ozeille, semence de citron, basilic, mastic, encens, bol arménien, terre scellée, spode, os du cœur du cerf, ratisseure d'yvoire, perles, fragments de saphis et d'esmeraude, coraïl rouge, bois d'aloës, sandal rouge et muscatelin, ââ............	1/2 drachme.
Conserve de roses, conserve de buglosse, conserve de nénuphar, thériaque esprouvée, ââ......................	1 once.
Pain de sucre......................	3 livres.

Soit fait électuaire avec eau de scabieuse et eau de rose un peu campbrée

Les poids et mesures employés dans la *Grande Chirurgie* sont : livres, quarteron, manipul, once, scrupule (qui est la tierce partie d'un gros; traité VI, doct. II, chap. 7), drachme, gros (vulgairement est le poids d'une drachme, laquelle contient trois scrupules; L. Joubert), grain, karach (le poids de 24 grains d'orge), pinte (elle pèse environ 2 livres, d'après L. Joubert).

sectes médicales de son temps : « La cinquième secte est des femmes et de plusieurs idiots, qui remettent les malades de toutes maladies aux Saincts tant seulement ; se fondant sur cela, le Seigneur me l'a donné ainsi qu'il lui a plu, le Seigneur me l'ostera quand il lui plaira, le nom du Seigneur soit béni. *Amen*[1]. »

Malgré son jugement élevé, Guy de Chauliac a dû payer un tribut à son époque et suivre l'impulsion générale des hommes les plus éminents d'alors. L'influence du ciel et des saisons est immense dans le développement et la marche des maladies. C'est l'exagération de cette puissance, souvent occulte dans les épidémies, qui devait, avec l'amour du merveilleux, enfanter l'astrologie. Bien comprise, elle aurait dû devenir la science des constitutions médicales ; elle fut alors, et bien plus tard encore, celle des chimères de l'ignorance. Ne nous hâtons pas de juger trop sévèrement une époque où la plupart des savants s'occupaient d'astrologie : chaque siècle a sa folie. Le XVIIIe n'a-t-il pas eu le Mesmérisme, et le nôtre ne s'occupe-t-il pas encore de tables tournantes ?

Nous avons remarqué dans ce traité une supériorité de vues peu commune et un sens pratique vraiment remarquable. Il est toutefois difficile de

[1] Chap. singulier.

reconnaître le bon sens de notre chirurgien quand il conseille, pour l'ouverture des abcès de la tête, de faire une incision triangulaire en forme du chiffre 7, l'angle tourné en haut, pour faciliter l'écoulement du pus. Mais, d'un autre côté, il ne faut point exagérer l'inconvénient de ces sortes d'incisions, et la position du malade est à considérer. Le plus souvent, couché la tête inclinée sur le coussin, il présente le sommet de l'angle vers les parties déclives. Au surplus, Guy ne dit-il pas plus loin, au traité des plaies, que dans les contre-ouvertures le fond de l'ulcère doit se trouver en haut par rapport à la nouvelle route établie, afin de faciliter l'écoulement des liquides?

Il a une certaine prédilection pour le cautère dans certaines opérations, elle n'est pas exagérée comme chez Albucasis : ce moyen lui paraît bon, parce qu'il ôte toute corruption. Dans la ponction de l'ascite, il déplace la peau pour empêcher le parallélisme, et donne ainsi la première idée des incisions sous-cutanées, en imitant le procédé un peu obscur de Paul d'Égine.

Il signale, le premier, l'hydrocèle dans laquelle le liquide rentre dans l'abdomen par la pression. Pour consumer le sac de l'hydrocèle qui reproduirait l'épanchement après l'ouverture, il conseille un caustique arsenical directement porté sur le sac après la ponction. Il se montre peu partisan des opérations faites sur les veines. Il décrit en peu de mots l'opération de la bronchotomie, et conseille d'inciser la trachée ou le larynx. Proposée par Paul d'Égine, sur l'autorité d'Antylus, la bronchotomie fut rejetée par Aurélianus, et regardée comme une invention téméraire d'Asclépiade; Arétée la rejette aussi à cause du danger immédiat de suffocation et du défaut de réunion après cette entreprise audacieuse. L'on a vu que Rhazès l'avait tentée avec succès sur une chèvre, et Avicenne sur l'homme.

Dans le troisième traité sur les plaies, l'auteur, plus à l'aise pour décider les questions de pratique sur un sujet éminemment chirurgical, donne son opinion contre les modernes, et même contre les chirurgiens arabes qu'il vénère le plus. Son expérience parle plus haut que toutes les théories qu'il a lues. Dirait-on que l'auteur d'un livre d'astrologie se moque des enchantements et des conjurations de Théodore et de Gilbert pour l'expulsion des corps étrangers? C'est que l'influence des conjurations célestes est restreinte pour lui aux maladies exceptionnelles, aux grandes épidémies, dont la cause obscure a, pour ainsi dire, une origine surhumaine.

Ce traité est important par les nombreux détails sur la thérapeutique locale des plaies; rien n'y manque. Il s'occupe même des bandages, des emplâtres agglutinatifs, des sutures, des aiguilles et de leur forme, des liens, de la charpie. Il expose avec détail le traitement général et local, le régime, les complications, etc. Il reconnaît l'influence de la nature, le principal ouvrier qui accomplit le travail de soudure ou de réunion; le médecin est ici son serviteur. Il fait rentrer les plaies et les fractures dans une lésion plus générale, la *solution de continuité*.

Contre l'autorité de Galien et d'Hippocrate, dont les aphorismes sont le seul ouvrage qu'il paraît avoir connu, il soutient que toutes les plaies des principaux viscères ne sont pas nécessairement mortelles. La vessie même supporte une petite incision; mais le cœur fait exception à cette règle. La lésion traumatique est ici toujours funeste. Les faits contraires, enregistrés dans la science moderne, doivent être regardés comme exceptionnels, et l'opinion de notre auteur sera généralement tenue pour vraie.

On ne saurait accorder trop de louanges aux conseils donnés à l'égard des chirurgiens appelés en justice pour décider de la gravité des plaies, afin qu'ils ne se prononcent pas à la légère et sans voir le blessé sur les questions les plus graves. Dans ce petit code médico-légal, il distingue les plaies mortelles par elles-mêmes et celles qui le sont par accident; distinction équitable négligée trop souvent par l'homme de l'art et renouvelée par Fodéré. Elle peut éviter à l'agresseur l'imputation d'un accident qui lui est étranger.

Guy de Chauliac pense, avec Albert de Bologne, que la dent n'est point créée par la force formatrice, mais plus tard par la force nutritive, comme un produit de sécrétion. Sa conclusion est que les fragments ne peuvent se souder quand elle vient à être cassée. Le fait est vrai, et le tissu dentaire ne se régénère pas[1]. Mais l'explication est-elle acceptable? L'existence de ces kystes singuliers, désignés sous le nom de kystes pileux de l'ovaire, avec rudiments de maxillaire et productions dentaires, dont nous avons vu dernièrement un cas des plus remarquables à l'hôpital Saint-Éloi, pourrait jeter un grand jour dans cette question, si leur étude était poursuivie avec soin.

Plus hardi dans ce traité, il émet des idées originales nées de la pratique. Contre l'opinion générale d'alors, il ne se presse point, à moins de contre-indications bien évidentes, d'enlever les corps étrangers s'il ne peut le faire sans délabrement des parties, sans danger pour le malade. Il attend la suppuration pour les ébranler, et donne alors les moyens d'agir : c'est, comme on le voit encore, se confier avec jugement aux efforts médi-

[1] *Voir* Mandl, Manuel d'anatomie générale.

cateurs de la nature. Une idée ingénieuse dans l'application des bandages roulés est de faire des découpures sur l'un des bords de la bande, de manière à rendre la compression égale et à éviter les godets. Cette modification, employée encore dans quelques cas, devait conduire plus tard à l'emploi des renversés. Il conseille aussi de tremper les bandes dans le vin, quand on veut à la fois tonifier et comprimer le membre.

Nous n'insisterons pas sur les conseils donnés pour le traitement des blessures par armes de guerre, aujourd'hui qu'on n'emploie plus la flèche dans les combats.

Il est curieux, en parcourant ce livre, de retrouver comme de vieilles connaissances des idées émises ou renouvelées dans ces temps-ci : par exemple, la suture, la réunion immédiate, auxquelles il a fallu revenir ; les serres-fines proposées par M. Vidal (de Cassis) et dont Galien donnait le premier modèle, conseillé plus tard par Chauliac. Toutefois, la réunion immédiate n'était point encore méthodisée. Ce bienfait appartient à l'École de Hunter, et surtout à celle de Delpech.

Guy s'étend avec raison sur les complications des plaies. Son article sur le tétanos, abstraction faite des hypothèses humorales, peut être comparé au beau passage d'Arétée sur le même sujet.

Les pansements des plaies sont faits en général

deux fois par jour en été, une seule fois en hiver; le premier appareil est levé au quatrième jour. Dans les solutions de continuité sinueuses, profondes, avec croupissement du pus, il passe un séton de coton à l'aide d'une aiguille. Il préfère cette pratique à l'emploi de l'incision et de la tente; il la trouve moins douloureuse et plus commode; cependant, quand l'incision doit être pratiquée, il introduit une éprouvette en bois par la plaie, soulève les tissus décollés en se guidant sur cet instrument. L'éprouvette joue ici le rôle de la sonde cannelée employée plus tard.

Tous ces détails de pratique sont relevés par des idées médicales répandues çà et là dans ce chapitre. Ainsi, il blâme ceux qui, à l'exemple de Thessalus, sans considérer le tempérament du patient et la nature de la lésion, croient un même traitement convenable à tous les malades. Il compare ces chirurgiens aux mauvais cordonniers qui chaussent tout le monde sur une même forme.

L'on s'étonne toutefois qu'il ne soit pas dit un mot des phénomènes de la suppuration, des bourgeons charnus. Au lieu de raconter ce qu'il a dû observer, il cite Galien, et expose une théorie humorale qu'il ne formule jamais nettement. L'autorité des anciens lui en impose, il n'ose les contredire ouvertement. Il a bien cependant des moments de mauvaise humeur contre le médecin de Pergame lui-même : ainsi, comme fatigué du joug, après avoir établi, d'après ce subtil écrivain, une foule de divisions et de distinctions touchant les plaies des parties molles, il s'arrête et se demande si ce qu'il établit doit être des différences ou des dispositions, car Galien s'étend beaucoup là-dessus..... « Je m'en soucie, s'écrie-t-il d'un ton frondeur ; de quelle utilité cela peut-il être pour le traitement? » Mais comme s'il avait été trop loin, il ajoute : « Il est dit au commencement de la thérapeutique de Galien que ce n'est point avec des mots qu'on guérit les malades, mais par la connaissance approfondie des choses. » Excuse mordante et timide à la fois, qui oppose Galien à Galien. Mais il ne pourra pas marcher sans son grand maître ; c'est son *guidon* à lui, et, quelques phrases plus loin, il invoque son autorité [1].

Il émet une idée ingénieuse sur les pertes de substance : elles sont remplacées, dit-il, par le sang qui se caille et se transforme en chair. Cette réunion par le sang devait plus tard être établie par Hunter. Quand la peau est détruite, il vou-

[1] « *Nec curo si tales differentiæ dicantur differentiæ aut dispositiones : quoniam licet Galenus in tertio therapeu. Magnam fecerit determinationem : non multum tamen proficit hoc ad curam. Est autem in principio therapeu. Non ex nominibus bene sanare ægritudines, sed ex recta de rebus opinione.* » (Traité III, doct. I, chap. 1.)

drait trouver une nouvelle enveloppe pour recouvrir les parties dénudées, s'il était possible. L'autoplastie devait plus tard résoudre le problème posé avec tant de perspicacité.

La confusion entre les nerfs, les tendons et les parties blanches, lui fait conseiller indistinctement la réunion par suture de ces parties, contre l'opinion des contemporains. Ceux-ci peuvent n'avoir point Galien pour eux, comme il le leur reproche, mais ils ont leur expérience, ce qui vaut mieux à mon avis. Chauliac, il est vrai, leur oppose la sienne. Nous avons vu à l'hôpital Saint-Éloi cette réunion des deux bouts d'un tendon extenseur de l'index de la main, tentée sans succès chez un militaire. Cette réunion réussirait-elle mieux chez les jeunes enfants, selon l'avis de notre auteur ?

Pour les nerfs proprement dits, il serait imprudent de l'entreprendre : l'on aurait à craindre les affections nerveuses, spasmodiques, et le tétanos. Cependant Guy de Chauliac semble conseiller la suture; Pierre d'Argillata, quelque temps après, s'élève contre la suture des plaies intéressant les nerfs.

Les fonctions des organes cérébraux sont encore plongées dans le mystère, malgré le nombre et l'importance des travaux modernes. Par la seule observation, les anciens avaient formulé des données physiologiques confirmées ultérieurement par les recherches des nouveaux siècles; mais il y avait beaucoup de vague dans ce qu'ils avançaient. On est resté long-temps pour expliquer ce curieux mélange de paralysie et de phénomènes spasmodiques, ou l'apparition de ces deux symptômes séparément dans les altérations cérébrales. Avicenne a raison quand il dit que, dans les plaies de tête avec lésion des méninges il survient résolution du côté de la plaie et convulsion de l'autre[1]. Mais Guillaume de Salicet est loin d'avoir tort en disant que si la plaie intéresse la partie droite par exemple, la gauche devient paralytique, *et vice versa*, et d'en conclure que les nerfs qui se distribuent à droite ont leur racine à gauche. Cette conclusion est assez légitime, et Chauliac n'aurait pas dû examiner si la proposition ne se trouve ni dans Avicenne ni dans Galien, mais si elle est vraie et conforme à l'observation.

Chauliac paraît être le premier qui ait donné le précepte de faire vibrer une corde métallique pressée entre les dents du patient, afin de reconnaître la fracture des os du crâne. Voici le jugement d'Ambroise Paré sur ce moyen : « Je veux ici réciter l'advertissement que donne Guidon, qui dit qu'alors que la fracture est incertaine, si on veut connaître à la vérité où l'os est rompu, il faut

[1] Ce précepte appartient à Hippocrate. (*Voir* le livre des *Plaies de tête.*)

mettre entre les dents du patient une cordelette et frapper dessus ; car, au même instant, le patient portera la main au lieu de la fracture pour la montrer au chirurgien. » Mais Ambroise Paré ajoute qu'il n'en a rien trouvé par expérience. M. Malgaigne avance que notre auteur n'aurait pas cru aux contre-fractures[1] ; cependant Guy ne se prononce nullement entre Albucasis qui affirme leur existence, et Paul d'Egine qui les nie : « *Nonnulli vero, ex dicto Avicennæ in quarto, volunt dicere quod est alia quæ non est fractura in parte in qua percutitur, sed in opposita, quæ divisio est reprobata in sexto chirurgiæ Pauli.* »

La grande question de l'opportunité du trépan se présente enfin. Les avis sont on ne peut plus partagés ; il faut donner le sien et le motiver. La question est importante et délicate, voyons comment elle sera résolue. Dans sa jeunesse, voyant cette discordance entre les maîtres, il était dans une grande perplexité ; mais depuis, il a considéré les œuvres, les accusations et les nouvelles expériences (*opera et accusationes et novas experientias*). D'abord, ceux qui s'éloignaient beaucoup des idées ordinaires, il les a tenus pour suspects ; il ne peut approuver qu'on abandonne totalement les sentences des bons auteurs, pour suivre seulement

[1] *Op. cit.*, T. II, p. 21.

l'avis opposé du petit nombre ; il est pour la majorité. « Il est plus seur, dit-il, d'user de ce qui est inventé depuis long temps, que d'user de nouvelles expériences. » Puis, vient la réflexion du clerc timoré ; « car, en éprouvant les médicaments sur le corps des hommes, il y a imminent danger des asmes. » Il suivra donc l'avis de Galien.

Mais l'on se tromperait beaucoup si l'on croyait qu'il va copier servilement le médecin de Pergame. D'abord, Galien suit la doctrine d'Hippocrate, c'est une autorité de plus ; d'ailleurs, il marchera aussi dans la voie tracée par Ali-Abbas, Paul et Avicenne, en les accordant ; enfin, il ne peut cacher son penchant pour les idées que Lanfranc formule avec tant de netteté. Trépaner en deux cas seulement : 1° dans la compression, 2° dans la piqûre des parties profondes par les os fracturés (*quando os premit, quando os pungit*). Mais il n'établit point des règles aussi générales, aussi absolues. Il analyse les cas qui se présentent, et cette méthode, employée avec beaucoup d'art, le conduit à des distinctions utiles, à une appréciation plus exacte de la question.

En résumé, il se rapproche beaucoup de la pratique conseillée par Lanfranc, avec cette différence qu'il conseille, dans les cas d'épanchements divers intra-craniens, des contre-ouvertures, comme dans l'empyème. Mais cette préoccupation des humeurs retenues sans libre écoulement le conduit, avec Galien et Avicenne, à élargir préventivement toutes les fractures simples, si elles sont d'une certaine étendue; à introduire des mèches dans les fentes, à ne pas user de la suture pour réunir les parties molles. Aussi combat-il avec aigreur les idées de Théodore et de Portes, refusant toute manœuvre chirurgicale dans ces cas, et avec plus de raison celles du Conciliateur, prétendant avec des emplâtres attirer les esquilles et les conduire au-dehors.

Au reste, Guy de Chauliac, dans les cas de fracture reconnue, ne conseille nullement, pour arriver jusqu'à l'os, d'enlever la portion du péricrâne qui la recouvre. Voici ce qu'il propose: « *Et fiant in eo duæ fissuræ secantes se secundum figuram crucis aut secundum figuram cifræ de 7 ut dicit Lanfrancus: et oportet quod una earum sit sectio percussionis: deinde oportet ut excorientur anguli et discooperiatur os totum quassatum*[1]. Les mots *excorientur anguli* veulent dire que les lambeaux soient disséqués à partir de leurs angles, et non que ces lambeaux soint retranchés. Cependant cette dernière pratique a été mise par d'autres en usage, et l'on en trouve des traces jusque vers la fin du XVIIe siècle. « Aucuns, dit Ambroise Paré,

[1] *Tract. III, doct. I, cap. 1.*

enlèvent toute la pièce dudit cuir musculeux et péricrane, ce que j'ai fait plusieurs fois[1]. » Cependant Pierre d'Argelata, au commencement du XVe siècle, défendait d'enlever les lambeaux.

En résumé, nous ne craignons pas d'avancer que ce chapitre sur les fractures du crâne est l'un des mieux conçus de tout l'ouvrage. On y trouve, nous en convenons, quelques préceptes ridicules[2], mais ils sont peu nombreux. Ne soyons pas trop sévères pour ces erreurs du temps. Ambroise Paré, quelques siècles après, ne conseille-t-il pas gravement d'employer une ventouse pour relever les os enfoncés chez les enfants et les femmes? Ne défend-il pas les émollients sur les os dénudés? Car, d'après lui, *toutes choses humides sont contraires aux os.*

Dans les divisions complètes du nez, le lambeau séparé ne reprend pas : Galien le proclame ; ceux qui soutiennent le contraire sont des conteurs *(garrulatores)*, d'après notre écrivain. Cependant la nature vivante tout entière montre la possibilité de ces espèces de transplantations. On connaît les expériences de Hunter, de Florent Cunier, celles de MM. Bouisson, Alquié, etc., sur les gallinacés, les lapins, les grenouilles et autres animaux. Chez l'homme, la science s'est enrichie,

[1] *Op. cit.*, T. II, p. 7.

[2] Le fameux emplâtre appliqué sur les os dénudés pour reconnaître la présence d'une fracture est tiré de Lanfranc.

à ce sujet, d'une foule de faits curieux, depuis celui de Garengeot jusqu'à ceux de Molinelli, Chélius, Velpeau, etc. N'avons-nous pas nous-même réussi à faire adhérer toute la première phalange du pouce, presque totalement détachée à la suite d'une morsure de cheval, chez un jeune militaire? L'on admet donc aujourd'hui, comme démontrée, la possibilité de cette espèce d'hétéroplastie; mais a-t-on formulé nettement les conditions du succès? Les Modernes ont posé le principe, mais en ont-ils formulé les applications?

Dans les plaies pénétrantes du thorax, il ne faut point, d'après Guy, se mettre en peine d'un épanchement peu considérable; l'on doit tâcher d'obtenir la réunion de la plaie, car les humeurs épanchées seront dissipées par la nature, force toute-puissante qui fait passer les matières à travers les membranes et même à travers les os. Ces principes lumineux contiennent en germe l'idée de l'absorption et de l'exosmose des tissus vivants; mais elle paraît se trouver un peu en contradiction avec les principes posés à l'occasion des plaies de tête. Les organes, il est vrai, sont différents par leurs fonctions et leur mode de vie; la compression du cerveau, par exemple, a des conséquences plus promptement funestes que celle du poumon.

Mais, pour les épanchements considérables, il propose l'opération de l'empyème, et rapporte les méthodes diverses : l'incision ; l'incision et l'injection avec le vin ; le mélicrat ou l'infusion de camomille ; l'incision et l'expulsion au moyen du pyulque de Galien ; la cautérisation ; le fer rouge. Le liquide est déversé peu à peu, et une tente placée sur l'ouverture empêche l'entrée de l'air.

Ici les procédés anciens me paraissent supérieurs aux modernes. Tous les nouveaux instruments aspirateurs sont illusoires, et l'air s'introduit toujours dans la plèvre : témoin une foule d'opérations de ce genre que nous avons vu faire, et que nous avons essayées nous-même à l'Hôtel-Dieu Saint-Éloi. Quant aux injections iodées, l'observation nous porte à croire que chaque membrane séreuse a un mode particulier de sensibilité ; et malheureusement l'iode et ses préparations nous paraissent être un des plus puissants irritants, non-seulement pour le poumon, qui en aspire une grande partie, mais encore pour la plèvre. A la suite de ces injections, le malade éprouve toujours une pleuropneumonie violente.

Les prétentions de l'aspiration, touchant la rupture des adhérences, sont loin d'être justifiées. L'autopsie n'a jamais démontré ce résultat à nos yeux ; au surplus, il ne nous paraît pas à désirer. De deux choses l'une : ou la maladie est ancienne, et alors le poumon n'est pas seulement refoulé, il est modifié dans sa texture, et toutes les ruptures d'adhérences ne lui rendront point sa perméabilité ; ou bien elle est récente, et dans ce cas l'expansion pulmonaire et l'issue du liquide par la simple ponction amèneront beaucoup mieux qu'une aspiration violente la dilatation des vésicules pulmonaires et l'élongation des cicatrices, s'il est possible.

Comment admettre, d'ailleurs, que l'aspiration s'exerce exclusivement sur les brides fibreuses, sans déchirer l'enveloppe du poumon et les vésicules elles-mêmes? L'on parle de rupture des parties fibreuses ; mais a-t-on bien étudié la manière dont se dispose la lymphe plastique organisée? S'il ne s'agissait que de rompre des cordes plus ou moins résistantes, à tout prendre on pourrait le concevoir ; mais l'épanchement plastique s'étend en lames, se prolonge dans les scissures pulmonaires, s'épanche en dedans comme en dehors de la plèvre viscérale, s'étend jusqu'au tissu cellulaire interlobulaire de l'organe respirateur. Comment pourra-t-on rompre toutes ces parties? Nous n'admettons pour cela qu'un moyen, impraticable sur le vivant : l'ablation du nouveau tissu le bistouri à la main. La méthode des anciens me semble donc de beaucoup préférable à celle des modernes. Il est des bornes au-delà desquelles la puissance chirurgicale ne peut aller ; nous ne connaissons aucune opération où elle accomplisse la cure à elle seule. Une condition nécessaire étant l'intervention active des forces de la vie, il s'agit bien plus d'aider la nature que de la remplacer. A ce point de vue, nous croyons qu'on reviendra plus tard, non à toutes ces méthodes des anciens pour l'empyème, mais à la plus ancienne, à la plus naturelle, le cautère potentiel avec la tente et l'expulsion graduelle du liquide; à moins que de nouveaux progrès ne fassent éclore une méthode supérieure à cette dernière.

Le quatrième traité isole l'ulcère trop complètement de toute la pathologie, le présente sans lien aucun avec les autres maladies ; il semble ne pouvoir succéder à tout autre phénomène morbide. Si l'apostème s'ulcère, il y a là non pas ulcération de l'apostème, mais à la fois un ulcère et un apostème, ou bien un ulcère apostémateux. Ce traité pèche par l'absence de vues d'ensemble, par le manque d'idées générales. Vous y chercheriez en vain la distinction si utile entre l'ulcère et l'ulcération ; différence si bien étudiée par les Modernes, qui permet de rattacher ce travail morbide à l'étiologie générale.

Par une malheureuse compensation, on y lit de trop longues considérations sur les humeurs superflues, sur la chaleur naturelle, étrangère, sur la sanie virulente, grossière, médiocre. Chauliac s'est laissé entraîner dans ces subtilités par Galien, Avicenne, Ali-Abbas, Dyn, etc.

Reconnaissons toutefois que cette partie de l'ouvrage est loin d'être dépourvue d'intérêt. Il n'exagère pas la puissance des causes générales et reconnaît l'existence d'ulcères par vice local. Il distingue bien la plaie de l'ulcère, le pus de la sanie, la sanie simple de celle qui s'écoule des ulcères malins ou de mauvaise nature. Déjà, de son temps, le climat de Paris avait une mauvaise réputation pour la guérison des plaies de tête. Malgré l'exemple de Lanfranc, le trépan était à la mode alors dans la capitale. L'on ne peut s'empêcher de songer à Desault qui, dans les dernières années de sa pratique, avait abandonné cet instrument à cause de ses déceptions.

Dans ce traité, Chauliac nous raconte avoir employé une plaque de plomb recouverte d'une couche de vif argent, maintenue sur l'ulcère rongeant à l'aide d'une bande compressive; mais il ajoute qu'il ne s'étendra pas sur les bons effets de ce remède *à cause des idiots*. C'est la première fois que nous voyons employer ces plaques de plomb enduites ou non d'une couche de mercure sur les ulcères rebelles. Son emploi a dû amener des désagréments à son auteur; on a dû critiquer ce moyen si simple. Il n'ose pas en dire davantage pour le moment, mais il fait entrevoir qu'il en a retiré des effets merveilleux. Dans le VIIe traité, il y revient et s'explique plus ouvertement : « Combien j'en acquis d'honneur par ce remède, Celuy qui rien n'ignore le sait. Mais il faut feindre qu'il y ait quelque autre grand artifice, à raison du vulgaire, auquel ne semble rien précieux, sinon qu'il soit de grand coust [1]. »

Les décollements des tissus par la suppuration sont traités par les excitants, les injections détersives, le séton, la contre-ouverture, l'incision de toute la paroi, et surtout par la compression. Que fait-on de plus aujourd'hui?

Le chapitre sur la fistule en général est un petit chef-d'œuvre qu'il faut lire tout au long dans son auteur. Ayant passé les divers traitements en revue, il finit par dire: « Et si par ces moyens n'est guérie (la fistule), soit remis à St.-Éloy, comme disent les gens. » D'où vient ce proverbe? Ce Saint était-il le patron des incurables? Sa légende ne l'indique pas. Or, à l'époque où vivait notre chirurgien, il existait à Montpellier un hôpital appelé Saint-Éloi, plus spécialement affecté aux incurables et en grand renom à cause de sa chapelle. N'est-ce pas à cet établissement qu'on veut faire allusion [2]?

[1] Trait. VII, doct. I, chap. 6.

[2] «L'hôpital Saint-Éloi, quasi contemporain de celui du Saint-Esprit quant à l'origine, était beaucoup moins important dans le principe. On lui assigne pour fondateur un certain Robert Pellier, qui l'établit, dit-on, en 1183 : de là le nom d'*Hôpital Robert* qu'il porte dans de vieux titres. Il est aussi appelé, au moyen-âge, *Hôpital Notre-Dame* à cause d'une

Dans son chapitre sur les ulcères des parties génitales, il trouve difficile, pour ceux qui s'établissent entre le prépuce et le gland, d'y placer des topiques et d'arrêter convenablement l'hémorrhagie, si elle survient. Les Quatre Maîtres conseillent d'inciser le prépuce à sa partie supérieure; Guy de Chauliac fait cette opération à regret. Le prépuce se ramasse vers le filet et s'y développe comme une tumeur désagréable au-dessous de la verge. Les juifs circoncis sont exempts de cet inconvénient. Notre clerc aurait-il poussé l'audace jusqu'à pratiquer cette opération comme l'indique la loi de Moïse? Pour le moment, il n'en dit rien, mais il revient à son idée dans le VIe traité, doct. II, chap. 7 : « La circoncision, écrit-il, est faite aux juifs, sarrasins et autres suivant leur loi; elle serait utile à plusieurs, d'autant qu'aux circoncis ne

chapelle de Notre-Dame contiguë à ses bâtiments. Mais le nom de Saint-Éloi, qui lui vient d'une autre chapelle en grande vénération chez nos aïeux, a prévalu. Cet hôpital était situé primitivement à l'entrée du faubourg de Lattes, en-deçà du couvent des Frères-Mineurs. Transféré, au XVIe siècle, dans l'enceinte de la ville, eu égard aux diverses menaces de siége, il occupa momentanément une maison de la rue Aiguillerie, d'où il fut bientôt après transporté à l'École-mage de la rue Blanquerie..... Dans l'hôpital Saint-Éloi lui-même, il y avait place pour les voyageurs : S. François d'Assise y fut hébergé, en 1213, à son retour d'Espagne. » (Germain, *op. cit.*, T. III, pag. 338.)

s'assemblent pas des ordures en la racine du gland qui l'eschauffent » ; et il décrit l'opération.

Il semble dépourvu de ressources contre les fistules urinaires : « Les trous qui viennent au prépuce et en la verge, par où souvent l'urine sort, sont malaisément consolidés. » Voilà tout ce qu'il en dit. Quelle différence pour cette partie de l'art chirurgical dans nos temps modernes !

Nous terminerons nos remarques sur ce traité par la critique d'une réflexion de M. Malgaigne : « Il ne faut pas chercher dans Guy de Chauliac un chirurgien fécond en découvertes, dit le savant Professeur de Paris ; il avait inventé un instrument appelé *bientranchant* et quelques formes spéciales de cautères [1]. » Il ne valait pas la peine de citer de pareilles découvertes. Il est plus que douteux qu'il ait inventé des formes particulières de cautères ; elles se retrouvent toutes dans Avicenne. L'instrument appelé *bientranchant* appartient à Albucasis, s'il appartient à quelqu'un : « *Et post*, dit l'auteur du XIVe siècle, *intromittendum instrumentum positum ab Albucasi bene scindens* [2]. » Nous verrons plus tard s'il n'y a rien autre à attribuer à Guy de Chauliac.

La première doctrine du Ve traité, consacrée aux fractures, est riche en renseignements curieux. Les

1 *Op. cit.*, introduct., pag. LXVI.

2 *Tract. IIII, doct. II, cap.* 7, p. 269. *Lugduni*, MDLIX.

principales questions pratiques qui se rattachent à cette partie de la chirurgie y sont agitées et résolues avec netteté.

Les auteurs modernes, en exposant le traitement des fractures, signalent trois principales indications: réduire la fracture, la maintenir réduite, combattre les accidents. Guy de Chauliac va plus loin, il trouve une quatrième indication: *favoriser la formation du cal.* Au premier abord, il semble impossible à l'homme de l'art d'agir sur les phénomènes intimes de nutrition qui se passent dans la profondeur des organes. En y réfléchissant, il s'apercevra que l'idée est juste. L'on active le travail de consolidation par l'hygiène, par la thérapeutique: par l'hygiène, seul côté entrevu de notre auteur, au moyen d'un régime succulent, de viandes fortes, de vin généreux, d'un air vif et pur, d'une digestion régulière. Nous disons aussi par la thérapeutique: les expériences de M. Milne-Edwards sur les animaux ouvrent un nouveau champ à la pratique chirurgicale; déjà M. Alquié a commencé à ce sujet des essais intéressants.

Au moyen-âge, comme de nos jours, la question de l'opportunité pour l'application de l'appareil partage les chirurgiens. Les uns, comme Théodoric, Pierre d'Argentine, Brunus, Roger, Lanfranc, conseillent une application immédiate, pour prévenir les complications ou les combattre.

Les autres, avec Galien, Albucasis, Avicenne, Ali-Abbas, veulent attendre du septième au dixième jour, époque où les premiers accidents ne sont plus à craindre, et où seulement le cal commence à se former. Guy de Chauliac garde un juste milieu dans cette querelle; à l'entendre, dans les premiers temps il est bon de poser un appareil contentif, et du dixième au quinzième jour un bandage compressif.

Il nous semble dangereux d'émettre une règle trop absolue sur une question si controversée. L'une et l'autre conduite peuvent être approuvées suivant les cas. Quelle que soit l'opinion adoptée, quand l'appareil définitif n'est point placé immédiatement, presque toujours le bandage contentif paraît être de rigueur, au début, pour maintenir le membre et les fragments dans l'immobilité.

D'après la lecture de la *Grande Chirurgie*, l'appareil des fractures, au XIVe siècle, se compose à la fois d'un mélange solidifiant et de l'appareil ordinaire, avec les attelles et l'étoupe pour paillassons. Au lieu d'amidon, de dextrine ou de plâtre, c'est l'albumine de l'œuf qu'on employait.

L'on regrette de ne point voir dans un chapitre aussi bien rempli des recherches sur la formation du cal, sur ce travail caché au moyen duquel deux fragments se réunissent. S'il n'était point permis de l'étudier sur l'homme par les autopsies, on avait, comme pour l'anatomie, les animaux sous la main. On dirait, par compensation, que moins absorbé par l'anatomie pathologique, il formule mieux les indications curatives que les Modernes.

Il admet les fractures longitudinales, niées plus tard faute de preuves. Leur existence a été définitivement démontrée dans ces derniers temps par un des savants Professeurs de cette École [1].

Nous devons reconnaître que ce traité est écourté. Après le chapitre sur les fractures en général, qui est assez étendu, à peine si l'on trouve quelques mots sur les fractures en particulier. C'est le contraire dans les ouvrages du XIXe siècle, où les études analytiques sont si multipliées, qu'il serait facile d'écrire des volumes sur la fracture du premier petit os venu. L'un et l'autre excès nous semblent nuisibles à la pratique : dans le premier cas, l'on n'a pas assez de détails ; dans le second, la mémoire en est surchargée. On laisse trop ou trop peu à la conduite que doit tenir l'homme de l'art.

Il est le seul parmi les contemporains à comprendre la nécessité, dans les fractures de la cuisse, de joindre l'extension permanente à l'appareil contentif. Il se sert, à cet effet, d'un poids dont la corde passe sur une poulie et exerce une traction continuelle sur la jambe.

[1] *V.* Bouisson, T. Ier des Mém. de l'Ac. des sciences et lettres de Montpellier (section de médecine).

Le traité de la luxation est calqué en résumé sur celui de la fracture. L'auteur admet comme les anciens les quatre directions principales de l'os luxé, en haut, en bas, en avant et en arrière; distinction peu scientifique, mais pratique, et à laquelle on est obligé de revenir à cause de son utilité et de sa simplicité.

Après les cinq premiers traités, il en vient un sixième, comprenant toutes les maladies qui, sans rentrer dans les cadres précédents, réclament la présence du chirurgien. Fidèle à ses principes de regarder la science chirurgicale comme faisant partie de la médecine et non de la thérapeutique seulement, il veut qu'elle joue son rôle dans la plupart des maladies. Ce traité est donc à ses yeux d'une haute importance, il comprend à peu près le tiers de sa *Grande Chirurgie*. Il y sacrifie la science des rhabilleurs, des rebouteurs et des bohémiens. En effet, le traité sur la fracture et le traité sur la luxation surtout se trouvent écourtés. Mais, par cette idée d'un génie supérieur, le pentateuque chirurgical est agrandi, et la chirurgie prend sa place à côté de la médecine.

Cette révolution, il la fait sans bouleversement, sans bruit, à tel point qu'elle est passée inaperçue, et que lui-même, comme nous le disions plus haut, n'en a pas saisi toutes les conséquences. Si nous la signalons aujourd'hui le premier, c'est qu'on a étudié Guy de Chauliac plutôt par son siècle et dans les travaux des autres que dans ses œuvres.

Il commence par la description de la goutte et du rhumatisme. Ce sujet ne rentre pas bien directement dans la chirurgie ; mais comme notre chapelain a été appelé avec les médecins à soigner un des papes auprès desquels il se trouvait (Innocent VI ; sans doute), il se complaît à nous citer tous les remèdes employés. La liste en est longue, et nous plaignons le chef de l'église s'il a dû les essuyer tous. Ce chapitre n'est, du reste, qu'un résumé sans intérêt des préceptes d'Arnaud de Villeneuve, de Gordon, etc.

La lèpre fait le sujet d'un long chapitre. Ce mal, signalé dès la plus haute antiquité, fixé d'abord sur les bords du Nil, se répandit peu à peu en Europe. Cette triste affection, bien décrite par Arétée, fixa, quoique peu répandue, l'attention de Galien, de Pline le Naturaliste, de Celse. Mais, à dater du second siècle de l'ère chrétienne, elle se propage au point d'être rangée parmi les maladies ordinaires par Sérénus, Oribase, Marcellus Empiricus, Aëtius, etc.

A l'époque des croisades, elle acquit une intensité nouvelle. Étudiée par Rhazès, Sérapion, Avenzoar, Albucasis, Ali-Abbas, Avicenne, elle est assez bien décrite par Roger et Roland, et la plupart des contemporains de notre auteur : Bernard

Gordon, Gaddesden, Arnaud de Villeneuve, et surtout Gilbert l'Anglais, qui vivait un peu auparavant. Dès le VIIIe siècle, S. Ottomar et S. Nicolas fondèrent des hôpitaux destinés à recueillir des lépreux. Ces établissements prirent le nom de léproseries, ladreries, mezelleries (*misellaria*), maladreries, *lazaretti*.

Cette maladie, presque constamment réputée contagieuse, était aussi considérée de tout temps comme une punition divine. Quand la religion chrétienne s'établit, on regarda cette punition comme un bienfait de la Providence, qui frappait en ce monde pour sauver dans l'autre : seule idée consolante pour ces malheureux qu'on regardait comme incurables. On s'empressait de les séquestrer. La loi les regardait alors comme morts civilement ; ils ne pouvaient vendre, hériter, tester, et le mariage était dissous. C'était donc un mal redoutable pour tous, et sur le diagnostic duquel on ne devait pas se prononcer à la légère. « Le médecin qui doit les juger, d'après Guy de Chauliac, les doit souvent regarder, et en soy mesme penser et remuer les signes, et voir lesquels sont univoques et lesquels équivoques : et qu'il ne juge par un signe, ains par la concurrence de plusieurs, spécialement des univoques. En premier lieu, invoquant l'aide de Dieu, il les doit conforter, que ceste passion est sauvement de l'asme, et qu'ils ne doutent point de dire la vérité, car s'ils estoyent trouvez ladres, ce seroit le purgatoire de leur asme, et si le monde les a en haine, non pas Dieu, ains a plus aymé Lazare [1] lépreux que les autres : et s'ils ne sont trouvez tels, ils demeureront en paix [2]. »

Heureusement, vers le XVe siècle, cette maladie s'adoucit de plus en plus, et aujourd'hui on n'en rencontre en Europe que de rares exemples. La distinction de la lèpre en alopécie, tyrienne, léonine et éléphantine, admise d'après notre chirurgien par l'École de Montpellier, paraît appartenir à Constantin l'Africain d'après quelques auteurs; mais la division en éléphantine et léonine se retrouve dans Arétée [3], et l'autre est prise des Arabes [4].

Un des remèdes les plus employés contre la lèpre était la chair de vipère cuite avec des aromates. Henri les distillait dans un alambic, après avoir coupé la tête de l'animal. Guy de Chauliac affirme que des frictions avec cette eau distillée faisaient enfler le corps, tomber les écailles, et les malades se désenflaient et guérissaient. On suspendait l'emploi de ce remède quand il sur-

[1] Lazare n'était point lépreux.

[2] Trait. VI, doct. I, chap. 2.

[3] Chap. 13, *de Elephantiasi*.

[4] *Voir* le commentaire de G. Henischius sur Arétée.

venait des éblouissements et divers troubles des sens.

Après la lèpre vient la description des autres maladies de la peau. Contre la gale et les maladies prurigineuses, les arabistes employaient des onguents énumérés par Guy de Chauliac, où le mercure entrait en notable proportion. Ils avaient observé qu'à des doses un peu élevées, ce métal provoquait la salivation.

Dans la variole, on le voit conseiller d'envelopper les malades de draps rouges. « Le vulgaire, ajoute L. Joubert dans ses annotations, s'abuse en l'exécution de cette ordonnance, car il ceint le malade d'escarlate ou d'autre drap rouge, puis le couvre, de sorte que le malade ne void pas le rouge. Or, il faut que le lit principalement en soit entouré, et que le malade ne voye rien que rouge pour faire mieux sortir la rougeole, qui est l'intention et fin de notre ordonnance; comme, au contraire, on deffend le regard du rouge à ceux qui saignent demesurément. De quoy la raison a esté dite au troisième traité, doct. première, chap. 3. » Cette singulière idée rappelle la pratique de quelques Arabes, auxquels elle appartient, conseillant aux malades, pour les guérir de l'ictère, de fixer des objets jaunes [1].

[1] *Voir* Sprengel, *op. cit.*, liv. II, p. 340.

Le chirurgien de Montpellier a consacré, comme nous l'avons déjà signalé, un chapitre aux hémorrhagies veineuses et artérielles dans le traité des plaies. Il y vante la ligature entre tous les moyens. Par une singularité remarquable dans les amputations des membres, il parle, pour arrêter l'écoulement sanguin, de compression, de cautérisation, d'astringents ; il ajoute que l'on peut se servir aussi des autres moyens hémostatiques signalés ailleurs, et il ne les énumère même pas. Au milieu de ceux-ci figure cependant le lien constricteur autour du vaisseau. La ligature est donc reléguée parmi les moyens secondaires. La prédilection pour le fer rouge se conçoit très-bien dans les cas d'amputation par gangrène, lorsque, ayant séparé le mort du vif, comme cela se faisait alors, on modifie profondément les tissus encore vivants, mais altérés par le contact des parties malades. Mais pourquoi ne pas préférer la ligature à tout autre moyen dans les amputations sur les parties saines, comme quand on retranche des membres surnuméraires? Est-ce par imitation trop servile des anciens? Est-ce par souvenir du nom d'*inventaire* ou de *recueil* qu'il a imposé à son livre comme un résumé?

Nous venons de parler d'amputation entre le vif et le mort à la suite de gangrène. Cette opération est conseillée par Avicenne et Albucasis ; mais

Chauliac, sans la blâmer, s'éloigne hardiment de cette pratique. Il conserve le membre, le dessèche, le momifie, et laisse à la nature le soin de séparer ce qui a cessé de vivre [1]. Il arrive trop souvent que le malheureux amputé, ses parents ou les amis dont il est entouré, peuvent, après le sacrifice, soupçonner l'utilité de l'opération, et faire naître des rancunes et des regrets tardifs. Mais ces considérations prises en dehors de la science, nous ne pouvons les accepter : le chirurgien, agissant avec prudence et avec le consentement du malade, doit écouter seulement les inspirations de sa conscience, et conseiller la séparation d'un organe quand il le juge nécessaire.

Mais si, à cette occasion, notre chirurgien secoue d'une manière si complète l'autorité des anciens et l'exemple de ses contemporains, ce ne peut être seulement pour éviter les regrets inconsidérés du malade. S'il conseille d'abandonner à la nature le soin de l'élimination, il y est poussé bien certaine-

[1] « On lui attribue l'idée de séparer les membres au moyen d'une ligature serrée sur l'articulation, comme on en place journellement sur le pédicule d'un polype ou d'une verrue. Cette méthode ridicule n'a jamais été proposée par personne... La cause de cette singulière équivoque est dans le mot *ligo* qu'on a pris à la lettre, et non dans l'acception qu'il a dans tous les traités de chirurgie écrits en langue latine et notamment dans Celse. » (Notice sur Guy de Chauliac, par A. Dugès, publiée dans les *Éphém. médic. de Montpellier*, T. VI.)

ment par des idées plus élevées. Fidèle aux principes émis plusieurs fois dans son œuvre, il ne balancera pas entre la puissance de la nature et la puissance de l'art, et s'inclinera devant la première pour en reconnaître la supériorité.

Est-ce à tort ou à raison? Observons-le: il ne s'agit point ici de ces gangrènes qui rendent l'amputation indispensable, comme par exemple lorsque, superficielles et très-étendues, elles laisseront à la chute des escarres une plaie vaste, d'une suppuration ruineuse, etc., etc., mais de ces cas où le sphacèle existe, où la mortification s'étend à toute l'épaisseur du membre. Eh bien! l'idée de Chauliac a ses partisans; et, sans rappeler Bilguer, qui passe pour avoir exagéré des principes conservateurs, quelques auteurs modernes se sont montrés défenseurs d'une opinion qu'ils ont rajeunie.

Le Professeur dont nous sommes fier d'être le disciple (Estor), n'était point éloigné de s'en montrer un des plus habiles partisans: « Les fastes de la chirurgie, dit-il, renferment un grand nombre d'exemples de membres gangrénés, entièrement et heureusement séparés par les seuls efforts de la nature. Dans ces cas, le cercle inflammatoire entre le mort et le vif, sans être parfaitement régulier, laisse autour du membre une ligne circulaire; la peau, le tissu cellulaire sous-cutané, l'aponévrose, ainsi que les muscles et les vaisseaux, sont assez promptement divisés ; les nerfs et les parties les plus épaisses de l'aponévrose d'enveloppe résistent un peu plus long-temps ; néanmoins, vers la seconde ou la troisième semaine, un intervalle de plus de trois centimètres se forme entre les parties vivantes et les parties mortes, les os privés de leur périoste, établissent seuls la continuité du membre ; au bout de six semaines, les parties molles, entièrement divisées par le procédé ulcératif, se recouvrent d'une cicatrice depuis la peau jusqu'aux os ; enfin, ceux-ci se détachent ordinairement au bout de trois ou quatre mois après la délimitation de la gangrène.

» En résumé, lorsqu'on abandonne à la nature le soin de séparer un membre atteint de sphacèle, le traitement est long, la cicatrice irrégulière, et le malade fort exposé à l'absorption des matières septiques ; mais le résultat définitif est beaucoup plus satisfaisant. Or, comme on le dit très-bien, ne vaut-il pas mieux après tout échapper à la mort avec un moignon défectueux, que de périr avec une plaie simple et nette à la suite d'une amputation parfaitement exécutée ? Ce raisonnement nous semble devoir être pris en sérieuse considération, surtout quand il s'agit de la gangrène spontanée ou de cause interne [1]. »

[1] Estor, De l'application de l'analyse clinique à la pathologie chirurgicale, etc., 1856, T. I, pag. 600 à 601.

Chauliac se préoccupe souvent d'éviter ou d'alléger la douleur aux malades ; aussi n'est-ce pas sans étonnement qu'on le voit, tout en citant un moyen employé par Théodoric, qui le tenait d'Hugues de Lucques, pour endormir la douleur pendant les entreprises sanglantes, ne pas vanter ou approuver un bienfait d'un prix inestimable pour les malheureux : c'est qu'il croyait peu au succès. Quel effet pouvait produire l'odoration simple d'un mélange d'opium, de jusquiame, de mandragore et de ciguë ? Il est permis de soupçonner, à cette époque, l'usage secret d'un liquide évaporable, aujourd'hui inconnu, capable de calmer notablement la douleur. Tout un conte de Boccace roule sur l'action d'une liqueur soporifique [1]. Nous croyons peu cependant à l'influence de ces essais sur la découverte moderne ; mais nous constatons que, sous l'apparence d'un scepticisme absolu, l'espoir d'endormir la douleur n'a jamais abandonné l'esprit des hommes de science. Aussi Jean Canape, vivant dans le XVIe siècle, répète encore, sans y rien changer, les paroles de Chauliac à ce sujet, dans son *Guidon* pour les barbiers et les chirurgiens [2].

[1] Nouv. X[e], journ. 4.

[2] Lyon, 1538. *Voy.* pour les détails historiques sur l'anesthésie, Bouisson, Traité théorique et pratique sur la méthode anesthésique, 1850.

La seconde doctrine du VIe traité est une des plus longues et l'une des plus intéressantes. Il y expose les diverses maladies médico-chirurgicales des organes en particulier. Cette revue trop rapide est encombrée d'une foule de recettes des divers auteurs, formulées tout au long; aussi prennent-elles plus de la moitié des divers chapitres. L'exposé des symptômes, des causes, du diagnostic, est écourté, pour courir vite à cette polypharmacie à peine raisonnée. A force de vouloir être pratique, il le devient très-peu. Il vaut mieux parler à l'intelligence qu'à la mémoire. On remplit mieux le but en donnant de bons préceptes et une bonne marche thérapeutique basée sur les indications, qu'une kyrielle de formules si variables suivant les cas. C'est bien le moment de rappeler l'ancien adage: *Qui sufficit ad cognoscendum, sufficit ad curandum.*

Il parle longuement des affections des yeux. Ce sujet lui était familier, puisqu'il avait déjà composé un traité sur la cataracte pour Jean de Bohème. Faute de notions exactes sur l'anatomie, notre auteur, comme ceux qui l'ont précédé et suivi, croyait à la présence d'une humeur opaque se plaçant, ou entre la cornée et l'uvée comme le veut Jésus, ou bien entre l'albuginée et le cristallin, ou bien au niveau de la pupille comme il le dit. Il décrit bien l'opération par abaissement, et la préfère à la méthode employée, dit-il, par quelques anciens Grecs. Celle-ci n'est, en définitive, qu'un essai de la méthode par extraction, si perfectionnée par les Modernes.

Pour la presbytie, la myopie, la faiblesse des yeux, incurables par les moyens divers, il conseille les lunettes : ces instruments étaient d'invention toute récente. Les uns l'ont attribuée à Roger Bacon (1214); d'autres, avec plus de raison, à Salvino ou Salvinio degli Armati, qui en fit un secret dévoilé par un religieux nommé Alexandre de Spina (1313). L'on connaît l'inscription mise sur le tombeau de Salvino, à Florence : *Quì giace Salvino d'Armato degl' Armati di Firenze, inventor delli occhiali....* MCCCXVII. Ce monument, s'il n'a pas été élevé après coup, déciderait la question. Pour certains écrivains, l'invention daterait de la fin du XIIIe siècle, et son auteur serait inconnu.

Dans la hernie ventrale ou ombilicale, il conseille les emplâtres et les bandages contentifs, et repousse l'opération sanglante d'Avicenne, Albucasis, Ali-Abbas. Elle consiste en une incision autour de l'ouverture par où sort la hernie qu'on a fait préalablement rentrer. On soulève la partie profonde de la paroi abdominale avec le péritoine, on lie ces deux organes avec un fil très-fort, ou bien on en traverse la base avec deux aiguilles en croix, en liant au-dessous. « L'opération est ennuyeuse (*tœdiosa*), et je ne l'ay jamais faite, par quoy je la délaisse à la subtilité de l'opérateur. »

Dans son chapitre sur les hernies inguinales, il juge, avec ce sens pratique qui l'abandonne rarement, les idées et les opinions de ses contemporains. Après avoir approuvé Théodoric de dire que ceux qui promettent la guérison de la hernie à tout âge, avec de simples remèdes, sont des trompeurs, il ajoute: « Je m'esbahys de Lanfranc qui dit avoir guéry avec médicaments un sexagénaire et un autre quadragénaire de la rompure grande et complète. » Mais nous allons, à notre tour, nous étonner de le voir accepter pour la cure radicale de la hernie un procédé conduisant pour le moins à l'atrophie du testicule, et donner pour raison que ce sacrifice est de peu d'importance, attendu qu'il a vu des personnes engendrer avec un seul de ces organes. Le bon Guy était clerc, et déjà vieux quand il a écrit ce passage. Il justifie mieux l'opération en ajoutant que de deux maux il choisit le moindre. Toutefois, il a méthodisé l'emploi du cautère pour la cure radicale de la hernie inguinale, et son procédé, mauvais en principe, est préférable aux autres.

Guy de Chauliac a la réputation de faire une chirurgie plus active que celle des arabistes; il croit peu au danger des grandes incisions de la vessie, et accorde cette opinion avec celle d'Hippocrate, en faisant voir que le Père de la médecine, dans son fameux aphorisme, a dû faire seulement allusion aux plaies du corps et non à celles du col de cet organe. Cependant notre auteur est accusé par M. Malgaigne, et bien d'autres encore, de ne pas oser entreprendre l'opération de la taille. Mais l'on oublie que l'écrivain du XIVe siècle décrit cette opération chez l'homme et chez la femme avec le plus grand soin. Il est si jaloux de son art, qu'il blâme les chirurgiens craintifs d'abandonner cette opération aux *coureurs*, défendant de laisser aux barbiers et aux dentistes l'extraction même d'une dent. Il est vrai qu'en décrivant le manuel opératoire, il dit : *Je l'ay veu faire ainsi*. Mais cette phrase ne paraît point prouver que Guy de Chauliac n'a point opéré lui-même. La traduction de L. Joubert est loin de rendre le texte avec exactitude. Le latin dit : « *Curatio vero lapidis per incisionem fit secundum præfatos magistros : et illud quidem ego vidi quod in primis evacuentur intestina cum clysterio*[1]. » Il a vu les maîtres commencer par évacuer l'intestin au moyen d'un clystère. Il ne semble donc pas décrire l'opération seulement d'après ce qu'il a vu faire, mais d'après ce qu'il a fait lui-même.

[1] *Tract. VI, doct. II, cap. 7, pag.* 431.

J'insiste d'autant plus sur cette idée, que la plupart des historiens de la médecine nous représentent le chirurgien du XIVe siècle comme ne pratiquant point certaines opérations. « Sa pratique, écrit M. Dezeimeris, fut conforme à ses préceptes, il s'abstint des grandes opérations; la taille, l'abaissement de la cataracte, l'embryulcie étaient du domaine des périodeutes, et il n'entreprit pas de le restreindre. » Il y a là une erreur facile à relever. Elle se comprend du reste; on ne peut se faire à cette idée d'un chirurgien du XIVe siècle, pratiquant les opérations abandonnées aux périodeutes par la plupart d'entre eux et par ceux des siècles suivants. D'abord, Guy de Chauliac a mené une vie assez errante et se rapproche un peu de ces opérateurs ambulants. Mais, de plus, dans son ouvrage, ne dit-il pas formellement que le chirurgien doit entreprendre les grandes comme les petites opérations? Je le répète, il n'entend pas laisser aux barbiers même l'extraction des dents; mais il exige que le commençant ait vu opérer un maître habile, avant de pratiquer lui-même. Il n'ampute point pour cause de gangrène, il est vrai, mais il a entrepris les grandes opérations, la cataracte et la taille comprises. Comment se fait-il qu'il préfère pour la cataracte l'aiguille de fer à l'aiguille en or ou en argent; qu'il blâme l'extraction et préfère l'abaissement; qu'il décrive cette opération avec un soin minutieux, et descende dans les derniers détails de la pratique? Comment se fait-il que (et c'est à nos yeux l'un de ses principaux mérites), dans la description des grandes opérations, Chauliac se surpasse lui-même et surpasse tous ses contemporains?

La méthode de tailler décrite par lui prit et garda long-temps le nom de *methodus Guidoniana*, car, dit-on, il a relevé le petit appareil du discrédit où il était tombé. Il existe, en effet, certaine ressemblance entre la *methodus Guidoniana* et la *methodus Celsiana*. Mais dans la première on joint la pression abdominale à la pression par le rectum: l'incision, en forme de croissant de la seconde auprès de l'anus, est remplacée dans la première par une incision oblique, *secundum incessum rugarum*, au-dehors du raphé épargné avec soin. On trouvera aujourd'hui la description de l'auteur latin et de l'auteur français un peu écourtée, et cependant Celse est le seul des anciens, de même que Chauliac parmi les arabistes, qui l'ait décrite d'une façon aussi étendue et aussi claire. Mais, comme on vient de le voir, c'est une erreur de dire que ce dernier ne se permet pas le plus léger changement aux préceptes recommandés par l'écrivain latin[1]. Au surplus, l'écrivain du moyen-âge ne connaissait pas les œuvres de Celse.

[1] Article *Lithotomie* du Dict. en 60 vol.

Cette méthode n'est pas d'exécution aussi facile qu'elle le paraît à la lecture. Praticable seulement sur de jeunes sujets, elle ne présente rien de réglé dans son manuel opératoire. Les parties à diviser, jamais bien déterminées, varient avec la position du calcul, son volume, sa forme et la force employée pour le pousser. Les progrès ont été si lents dans cette partie de l'art, que Heister, en 1745, se montrait encore l'un des partisans les plus passionnés de ce procédé.

Chauliac faisant la suture ordinaire des plaies ajoutait un nouveau danger à l'opération, car les parties superficielles seules réunies laissaient les profondes exposées aux infiltrations. Mais nous trouvons heureuse en principe l'idée de notre auteur, et nous la croyons réalisable à la condition de réunir les parties profondes comme les superficielles. Dans un mémoire encore inédit, présenté à la Société de médecine et de chirurgie pratiques de Montpellier, nous avons proposé dans ce but une nouvelle suture métallique.

Pour les calculs urétraux, l'on voit notre auteur conseiller une espèce de lithotriteur urétral d'Albucasis, ou bien l'incision du canal sur le calcul [1].

[1] En énumérant les moyens préventifs du développement de la pierre, il rappelle les paroles d'Hermès, d'après le témoignage d'Arnaud de Villeneuve, et du Conciliateur, touchant l'image d'un lion gravé en or très-pur, porté dans une ceinture

L'impuissance est une infirmité qui rentre dans un chapitre de cette doctrine. Il distingue l'impuissance réelle provenant de mauvaises conditions organiques ou physiologiques, et celle qui survient par maléfice, espèce de punition divine : il admet le divorce dans ces cas. Dans l'épreuve du congrès,

en cuir, le soleil étant dans le signe du Lion, la lune ne regardant pas Saturne. M. Germain, dans une note de son ouvrage si intéressant (*op. cit.*, T. III, p. 119), ajoute à cette occasion : « Laurent Joubert, le traducteur et le commentateur le plus renommé de Guy de Chauliac, et en même temps l'un de nos professeurs les plus éminents du XVIe siècle, ne craint pas de confesser, à propos de ce remède, avoir éprouvé *lui-même* que la figure du lion imprimé en or, le soleil étant au milieu du ciel, avec le cœur du lion, regardant Jupiter ou Vénus, les mauvais et infortunés signes descendants, ôte la douleur des rognons (*Voy.* annotations, p. 255). Si ce témoignage de l'auteur du *Traité des erreurs populaires* ne justifie pas Guy de Chauliac, il l'excuse, à coup sûr, beaucoup. » C'est par inadvertence, il nous semble, que M. Germain attribue ces paroles à L. Joubert*. Celui-ci rapporte simplement le propos du Conciliateur. La citation textuelle mettra ce fait hors de doute. « .... Car le Conciliateur, dit Joubert dans ses annotations, page citée, dit l'avoir esprouvé, escrivant ainsi : Et j'ay esprouvé que la figure du lyon imprimé, regardant Jupiter ou Venus, les mauvais et infortunez signes descendants, oste la douleur des rognons. Et Arnaud, traitant des seaux, enseigne d'en faire un tel, qui est le sixième. » Ajoutons aussi que Chauliac cite simplement cette pratique superstitieuse parmi les moyens proposés par des hommes graves.

* Nous nous sommes assuré que cette erreur est partagée par Astruc (*op. cit.*, p. 191).

le médecin est obligé de se fier au dire d'une matrone, mais il doit se garder des tromperies, car il y a très-grand danger à séparer ceux que Dieu avait conjoints. « Cette épreuve du congrès, racontée dans tous ses détails par Guy de Chauliac, était encore en vigueur au XIIIe siècle. Depuis lors, on enchérit sur la publicité, et les juges ordonnèrent qu'elle serait faite en plein tribunal, avec tout l'appareil et la cérémonie possibles. Ce fut alors qu'on vit des femmes traîner des maris septuagénaires au pied des tribunaux, et les provoquer indécemment en pleine audience; qu'on vit des maris indignés et outragés n'être pas en état par cela même de témoigner leur impuissance, quand la honte seule ne les en eût pas empêchés.

» Cette justice était toute en faveur des femmes qui, étant toujours passives, devaient moins redouter cette épreuve; aussi vit-on plusieurs hommes paraître impuissants dans ce combat, qui donnèrent ensuite des preuves de virilité, et des femmes être déclarées puissantes, qui furent encore stériles avec un second mari. Ce qui décida enfin le Parlement de Paris à abolir cette épreuve, par un arrêt solennel rendu le 18 janvier 1677 à l'occasion de l'affaire du marquis de Langey, lequel, après avoir été déclaré impuissant sur la preuve du congrès, se trouva dans la suite père de sept enfants, ayant passé en secondes noces.

» Depuis lors, ajoute Fodéré, on ne s'en est rapporté qu'à la décision des gens de l'art d'une réputation très-connue. La chose paraît bien simple, cependant il a fallu dix-sept siècles d'erreurs et d'expériences pour atteindre à cette simplicité. Qu'on étaie, d'après cela, la bonté d'un usage sur son ancienneté[1] ! »

Notre clerc ne craint pas de s'occuper des questions les plus délicates touchant les maladies des organes de la génération chez la femme, donnant même, d'après Avicenne, un remède astringent contre le relâchement et l'ampliation acquise de ces parties cachées.

Il expose aussi la conduite de la matrone pour les accouchements difficiles, pour l'expulsion de l'arrière-faix, et dit quelques mots de l'opération césarienne. Il cite un fait très-curieux d'Albucasis, qui dit avoir vu une femme devenir enceinte pendant l'existence d'un fœtus mort. Les os de celui-ci sortirent plus tard par un apostème du nombril, et la femme survécut long-temps. Est-ce une grossesse extra-utérine signalée dans ce fait, ou bien un kyste pileux de l'ovaire guéri spontanément?

Pour la plupart de ces maladies et pour les accouchements, le médecin était seulement consulté; il devait se fier, pour juger du cas, au rap-

[1] Traité de médecine légale et d'hygiène publique, T. I, p. 233, an VII.

port de la sage-femme à laquelle était confié l'examen des organes. Cet usage s'était établi surtout pour les accouchements. Pour les autres maladies, le chirurgien devait examiner lui-même, puisqu'il conseille l'usage du spéculum. Laurent Joubert prétend que ce n'est point un spéculum, mais un véritable miroir; car Avicenne, dont parle notre auteur dans ce passage, plaçait un miroir au niveau de la vulve entr'ouverte, et regardait l'image reproduite. Mais l'usage du spéculum à matrice était aussi employé par Guy de Chauliac, et Isaac Joubert donne la représentation de ces instruments de l'époque. Ce n'était plus comme chez les Arabes, où la plupart des opérations majeures, la lithotomie, la paracentèse, les opérations des hernies, étaient abandonnées à des matrones ignorantes.

Le septième traité renferme une suite de formules, la plupart déjà citées dans les autres sections de l'ouvrage. On y trouve la saignée, les ventouses, les cautères, parmi les remèdes généraux, à côté des purgatifs et des vomitifs. L'on y remarque aussi un catalogue des remèdes dont on se servait alors. Le peu d'importance de ce traité nous dispense de nous y arrêter davantage.

TROISIÈME PARTIE.

CHAPITRE Ier.

JUGEMENT SUR GUY DE CHAULIAC. — SON ÉRUDITION. — SA MÉTHODE. — SES IDÉES PHILOSOPHIQUES. — SON STYLE. — SES QUALITÉS COMME CHIRURGIEN. — SES DÉCOUVERTES. — SES ERREURS. — LES ÉLOGES DES DIVERS AUTEURS. — A QUELLE ÉPOQUE FAUT-IL LE RATTACHER ?

S'il est plus facile aux contemporains de connaître les détails de la vie d'un homme, il est aussi plus aisé à la postérité de juger de la valeur et de l'importance du rôle qu'il a joué dans son siècle, et d'apprécier l'influence que ses écrits ont pu avoir dans l'avenir.

Ce n'est pas une vaine étude que celle qui, parcourant l'histoire d'une science ou s'attachant à un homme connu, veut apprécier le fruit de son œuvre pour en retirer un aliment utile à la science actuelle et à son avenir. Elle rend compte de l'origine d'une foule d'idées, fait éviter les erreurs dans lesquelles ont dû tomber les premiers ouvriers, et prépare sans efforts les découvertes futures.

« Quand on entre dans une carrière, non pour briller un moment sur la route, mais pour marcher au but et pour l'atteindre, s'il est possible, c'est un devoir étroit de rechercher les traces de ceux qui nous ont devancés, et de reconnaître soigneusement les routes qu'ils ont suivies, qui les ont bien conduits ou qui les ont égarés, afin de choisir les unes et d'éviter les autres. Celui qui dans une science néglige l'histoire de cette science, se prive de l'expérience des siècles, se place dans la position du premier inventeur, et met gratuitement contre soi les mêmes chances d'erreur, avec cette différence que les premières erreurs ayant été nécessaires ont été utiles et par conséquent sont plus excusables, tandis que la répétition des mêmes erreurs, n'ayant pas été nécessaire, est inutile et stérile pour les autres, et honteuse pour soi-même[1]. »

L'étude du moyen-âge n'a été faite pour notre science que d'une manière incomplète. Ce défaut vient de ce que, avides de connaître l'antiquité, vers laquelle les travaux de notre jeunesse nous poussent constamment et pour ainsi dire d'instinct, nous arrivons sans intermédiaire à la connaissance de l'époque actuelle, laissant ainsi une véritable lacune dans les études que nous entreprenons. Aujourd'hui cependant l'on revient vers le moyen-âge pour en approfondir les productions; mais cette exploration, exclusive pour quelques-uns, renferme un véritable danger. L'on finit par s'iden-

[1] Cousin, Introduction à l'histoire de la philosophie, p. 327.

tifier tellement avec les idées des temps vers lesquels les regards sont toujours fixés, que toute critique est abolie. Elle fait place à une aveugle admiration. L'on veut alors revenir en tous points vers ces siècles passés; l'on n'est plus l'homme de son époque, et l'on désire ainsi arrêter les progrès qui, dans les connaissances positives surtout, font vieillir rapidement les méthodes et les procédés, et renouvellent si souvent la face de la science. La meilleure critique est de comparer les connaissances actuelles avec celles d'alors, et l'on ne tarde pas ainsi, tout en accordant les éloges mérités aux sages qui nous ont précédés, à rendre pleine et entière justice aux Écoles modernes.

Le XIVe siècle marque le réveil de l'esprit humain dans la nuit du moyen-âge; il a encore un pied dans la barbarie, mais il est loin des fanges de l'ignorance et de la cruauté naïve des premiers siècles de misère et de bouleversement. Tout en parcourant une partie de cette période, nous nous souvenons toujours que nous sommes au milieu du XIXe siècle, et c'est de la comparaison de deux époques opposées que peuvent naître des idées nouvelles pour l'art, ainsi qu'un jugement plus sain sur les progrès qu'il a faits, et qu'il est appelé à effectuer plus tard encore. Qu'est-ce que l'histoire de la science, si ce n'est l'étude dans le passé pour servir de guide au présent et à l'avenir?

Tout ce qui est du domaine de l'intelligence humaine se prête, pour ainsi dire, un secours mutuel, et toutes les découvertes scientifiques, de quelque côté qu'elles arrivent, augmentent le domaine de l'art et sont la source de nouvelles connaissances et de travaux souvent très-importants. « Un génie d'homme, dit Creuzer, ne s'est point rencontré jusqu'ici qui n'ait puisé qu'en soi [1]. » N'est-il pas curieux de reconnaître les sources où vont puiser les bons auteurs? L'imitation des productions étrangères s'est malheureusement convertie en plagiat : et ce défaut existe surtout à l'époque dont nous nous occupons, mais non chez l'homme dont nous analysons les œuvres. Il aurait pu prendre pour épigraphe ces paroles de Pline : *Fateri per quos profeceris.*

Il avait cependant un grand désavantage sur ceux qui l'ont suivi : l'imprimerie lui manquait pour acquérir des connaissances qui plus tard sont devenues vulgaires et à la portée de tous. Il ne faut donc pas s'exagérer les ressources qui venaient en aide à son génie. S'il disposait des riches manuscrits renfermés à l'Université de Montpellier, il ne lui fallait pas peu d'intelligence pour retirer de ces auteurs les idées utiles. Du reste, les universités d'Italie étaient munies de manuscrits rares alors.

[1] Symbolique, T. II, 1re partie, p. 149, trad. franç.

Il n'est donc pas juste de dire que Guy de Chauliac n'eût pu soutenir le parallèle avec Guillaume de Salicet, si ce dernier eût eu comme lui les nombreux secours énumérés si complaisamment par M. Malgaigne [1].

Guillaume de Salicet (et ce n'est point surprenant) a puisé largement dans les ouvrages répandus alors dans les universités d'Italie. Qu'avait de plus Guy de Chauliac? Quels progrès la science chirurgicale avait-elle faits depuis le premier jusqu'au second de ces écrivains? La vie de Guillaume de Salicet est presque complètement inconnue malgré l'ébauche biographique qu'en donne M. Malgaigne [2]. On ne peut donc savoir au juste quels secours il s'est procurés. Pour en juger sainement, il faut recourir à ses ouvrages. Eh bien! ils montrent une connaissance très-profonde des Arabes, des anciens auteurs et surtout de Galien. S'il est sobre de citations, ce défaut tient à son École [3].

[1] Introd. p. LX, *op. cit.*

[2] *Ibid.*, p. XL.

[3] « Quand on compare la théorie et les connaissances générales de Salicet, on le trouve, en effet, plus instruit à cet égard que Théodoric et Bruno. Mais si l'on ne considère que la pratique, j'ose avancer que la chirurgie de Salicet est moins hardie, moins vigoureuse que celle de Bruno et de Théodoric. Quant aux inventions, on sent bien qu'il n'en faut pas chercher chez les chirurgiens de cet âge. Ils durent se borner tous à rassembler les membres épars de la chirurgie grecque, pour en former un corps entier et régulier. Et c'est là le principal

Tandis que Chauliac ne semble connaître d'Hippocrate que les aphorismes, dont il a entendu les commentaires en Italie, Salicet, au contraire, a lu la plupart des œuvres du Père de la médecine : cette connaissance seule pouvait faire sa supériorité. Du reste, l'érudition ne donne pas le génie; et si Chauliac n'eût eu en partage que la connaissance des auteurs qu'on était à même de se procurer de son temps, sans en avoir su profiter, il ne serait pas regardé aujourd'hui comme le père de la chirurgie moderne.

Nous soutenons donc qu'on a exagéré l'importance des sources où a puisé l'auteur de la *Grande Chirurgie*. Écoutons d'abord M. Malgaigne : « Guy de Chauliac avait jusqu'à dix-huit auteurs arabes, dont quelques-uns même ne se retrouvent plus de nos jours; il possédait la plus complète collection des chirurgiens du moyen-âge que l'on ait jamais pu rassembler, et il en est plusieurs également qui ne sont cités que par lui seul; il avait la majeure partie des ouvrages de Galien traduits de l'arabe, et les versions de Nicolas de Reggio faites sur le grec; enfin, chose bien curieuse! il était parvenu à se procurer le sixième livre de Paul d'Égine, inconnu avant lui

mérite de Salicet. Il n'atteignit pas au but; mais alors c'était beaucoup d'en approcher. » (Dezeimeris, art. *G. de Salicet*, Dict. hist. de la méd. 1835.)

à tous les Occidentaux, et qui, après lui, demeura également inconnu de tous jusqu'au commencement du XVIe siècle. Il est à remarquer que Celse le Latin et Aëtius le Grec ne sont pas même nommés jusqu'ici, et que l'on n'en soupçonnait pas l'existence. Ce qui étonne davantage encore, c'est la rareté des livres d'Hippocrate, que les Arabes avaient cependant traduits pour la plupart. Guy de Chauliac note qu'il avait écrit plusieurs livres de chirurgie ; mais cette assertion n'est fondée que sur quelques passages de Galien...... Au total, il ne paraît pas qu'on en eût d'autres que les Aphorismes et les Pronostics.... Ce fut donc avec ces vastes ressources, etc. [1] »

Bien certainement, Guy de Chauliac avait pour son époque une vaste érudition ; mais rien ne doit être exagéré. L'inventaire des auteurs consultés est facile à faire ; toutes les sources où il puise sont scrupuleusement indiquées. D'abord, il ne connaît d'Hippocrate que les Aphorismes, dont il avait entendu commenter le texte par Albert de Bologne. S'il cite cent vingt fois le médecin de Cos, c'est qu'il rapporte tous les aphorismes se rattachant de près ou de loin à la chirurgie, et qu'une grande partie des citations des autres ouvrages du Père de la médecine sont empruntées à Galien. Celse et Aëtius ne sont, en effet, pas même nommés jus-

[1] Pag. LX, *op. cit.*

qu'ici[1], comme le dit M. Malgaigne ; Guy de Chauliac ne les connaissait pas, et ne les a nommés nulle part. Paul d'Égine ne l'était guère mieux : il est cité de seconde main, d'après les auteurs arabes, par Rhazès en particulier, qui en faisait un grand cas. Notre auteur connaissait toutefois le sixième livre, où sont exposées les opérations chirurgicales. Parmi les Arabes, à l'exception de quelques-uns d'entre eux, les autres ne pouvaient lui offrir que des répétitions ; et, comme dit Black[2], « il existe plusieurs manuscrits arabes de médecine dans différentes bibliothèques de l'Europe, qui ne méritent d'être traduits ni publiés par l'impression » ; ce qui explique pourquoi il en est plusieurs cités dans la *Grande Chirurgie* qui ne sont pas connus aujourd'hui. L. Joubert, qui florissait au milieu du XVIe siècle, connaît pourtant tous ces auteurs, à l'exception d'Alcoatim, Henri et Jamier : de ces trois, un seul est un écrivain arabe. Enfin, parmi les hommes de son époque, les uns n'ont aucune importance, comme Pierre de l'Argentine ou Jacques l'Apothicaire, etc. ; les autres, pour la plupart, s'étaient copiés servilement, ou avaient fait des paraphrases

[1] *Jusqu'ici :* M. Malgaigne dit plus haut (p. XIX) que Celse n'a plus été mentionné depuis le Xe siècle jusqu'au milieu du XVe siècle, où il fut retrouvé par Thomas de Sarzane.

[2] *Op. cit.*, p. 180.

sur Galien, que Chauliac connaissait mieux qu'eux. C'est à Avignon qu'il profita des traductions de Nicolas de Reggio. « En ce temps ici, en Calabre, maître Nicolas de Reggio, très parfait en langue grecque et latine, a translaté, à la requisition du roy Robert, plusieurs livres de Galen, et nous les a envoyés en cour[1]. »

Il ne suffisait point d'avoir les traductions des Anciens, les écrits des Arabes, les petites idées des Modernes. Il fallait encore les comprendre et les bien expliquer; comparer entre eux les Grecs, les Latins et les Arabes; décider quand Galien était à imiter, Avicenne à suivre; apprécier les opinions des contemporains et leurs découvertes; enfin, suppléer, compléter, ajouter, perfectionner et inventer à son tour.

Le savant capable d'entreprendre un pareil travail, devait joindre à une érudition vaste et profonde, à une étude opiniâtre, à une pratique étendue, à une vie active, un jugement sain, une critique éclairée, une méthode sûre, une modestie qui n'était pas de l'époque, un génie chirurgical hors ligne.... Cet homme fut Guy de Chauliac.

Sa production est un chef-d'œuvre de méthode et de coordination; il a, pour ainsi dire, créé l'œuvre didactique en chirurgie. On fait avancer la science de deux manières : ou en rapportant

[1] Chap. singul.

des faits, des observations nouvelles, dont on tire des conclusions utiles et profitables pour la pratique de l'art ; ou bien en présentant dans son ensemble les idées des auteurs, choisissant le bon ; rejetant, grâce à une critique éclairée et à une expérience consommée, le superflu, l'inutile ; épargnant des recherches longues et difficiles, donnant un résumé de l'état de la science, et servant enfin de guide à ceux qui veulent s'y appliquer. Notre auteur a réussi merveilleusement dans cette dernière entreprise. Aussi sa *Grande Chirurgie* a-t-elle été, pendant des siècles, le *vade mecum* des jeunes chirurgiens. Chacun d'eux était muni de son *Guidon*, comme on l'appelait par un jeu de mots du goût de cette époque.

Des livres ont dans le monde un succès étonnant, parce qu'ils s'adressent aux intelligences médiocres composant la majorité ; d'autres ouvrages n'appartiennent qu'aux esprits d'élite, et sont méprisés dans le vulgaire. Le comble de l'art est de se faire comprendre de tous, d'être à la fois pour le savant et pour l'ignorant. Nous ne dirons pas que le *Guidon* soit complètement dans cette catégorie, mais il s'en rapproche évidemment. Il pouvait, à son époque, grâce à sa traduction, être mis entre les mains du barbier, qui devait le saisir grossièrement, par à peu près ; et entre les mains de l'homme instruit, à même d'apprécier l'érudition et la haute portée d'un livre renfermant dans sept petits traités à peu près ce que la science chirurgicale avait généralement produit de remarquable, de profond, de pratique.

« Quand on compare, dit Black, les progrès des connaissances médicales avec le nombre de ces volumineux auteurs, on est étonné de la disproportion inconcevable qu'on y observe. Il y a fort peu d'ouvrages de médecine qui contiennent quelques découvertes essentielles ou quelque amélioration utile. On pourrait réduire de très-gros volumes à très-peu de lignes. Un grand nombre d'écrivains présentent un défaut manifeste de connaissances ou de véracité ; d'autres sont pleins de théories exprimées dans un style ampoulé, de remarques et de citations d'emprunt[1]. » Ces paroles semblent faites en particulier pour le moment où paraissait la *Grande Chirurgie*. Un résumé de la science était urgent pour éviter aux adeptes des recherches fastidieuses et des dépenses considérables. Mais ce travail n'était pas facile, comme nous l'avons déjà démontré.

Avec sa vaste érudition, il eût été au pouvoir de Guy de Chauliac de délayer son œuvre, comme l'ont fait une foule de ses commentateurs, de multiplier les chapitres, de faire de gros livres ou plutôt d'énormes manuscrits. « Mais d'autant que (comme dit l'excellent Platon) les choses escrites plus brief-

[1] *Op. cit.*

vement qu'il ne convient sont amoindries et obscures et les plus longues ennuyent les lecteurs, à peine y a-t-il livre qui fuie répréhension. » Et plus haut : « La cause de ce commentaire ou recueil n'a pas esté faute de livres, ains plustot union et profit. Car chacun ne peut avoir tous les livres, et quand il les auroit bien, ce seroit fascherie de les lire entièrement et seroit chose divine de retenir tout en mémoire [1]. » Son but est de faire un recueil complet de ce qui est digne d'être conservé et d'y ajouter à son tour : « Je trousserai, dit-il, d'une modérée abbréviation les principaux dicts ou escrits des sages et savans qu'ils ayent traité en divers volumes des livres en chirurgie. » Il se défend par là du reproche qu'on lui a fait de n'avoir pas tiré des auteurs qu'il connaissait tout ce qu'ils contenaient de vraiment utile. Du reste, il ne donne point à son livre, comme ses contemporains à leur œuvre mesquine, le nom pompeux de *Grande Chirurgie* dont on l'a décoré plus tard, mais le nom plus humble d'*Inventaire* ou *Recueil de Chirurgie*. « Aussi, ajoute-t-il modestement, je n'ay rien adjusté de mon propre, sinon par aventure quelque peu, de ce que la petitesse de mon esprit a jugé profitable. Toutefois s'il y a quelque chose imparfaite, douteuse, superflue ou obscure, je la soubsmets à vostre

[1] *Voy.* sa préface.

correction, et supplie d'estre pardonné à mon pauvre savoir [1]. »

Guy s'est servi du raisonnement et peu de l'expérience pour établir les faits chirurgicaux. Trop souvent esclave de l'autorité, il exige de près ou de loin que l'expérience s'accorde avec les théories de Galien ; l'union est rendue, au reste, assez facile par une explication hypothétique bien vite trouvée. Il fuit les questions inutiles, oiseuses et subtiles : c'est une grande louange à lui donner, vu le temps où il vivait, vu la lecture assidue qu'il avait dû faire de Galien, des Arabes et des ouvrages de philosophie scholastique.

Dogmatique par principe et par éducation [2], il avait besoin d'une théorie pour classer les faits : celle de Galien régnait alors, il devait s'en servir mieux que tout autre. Indépendant par caractère, il préféra à la médecine, dont il s'était beaucoup occupé d'abord, la chirurgie ; cette science, végétant dans l'abandon, offrait un vaste champ à sa passion pour les recherches et le travail. Hippocrate lui a manqué, car, ainsi que nous l'avons déjà dit, il n'en connaissait guère que les aphorismes et les éloges de Galien. Méprisant trop les empiriques et n'estimant que les dogmatiques, il rachète ce défaut

1 *Ibid.*

2 « Car les empiriques étaient réprouvés de Galien au livre des sectes et par toute la thérapeutique. » (*Chapitre singulier.*)

par une méthode sûre et féconde, par un talent d'exposition remarquable.

Galien, à l'exemple d'Hippocrate, regarde la nature comme une puissance intérieure qui dirige l'économie animale. Guy accepte cette idée ; il admet les esprits qui agissent sur les organes, les quatre humeurs ; regarde aussi le foie comme l'aboutissant des matières nutritives : là se forment le sang et les esprits naturels, transformés en esprits vitaux dans le cœur et en esprits animaux dans le cerveau. Il admet donc implicitement les facultés naturelles, vitales et animales, du médecin de Pergame. Mais ces facultés relèvent toutes d'un seul principe, de l'âme. On sent dans cette idée l'influence d'Aristote. La théorie philosophique de Guy est donc un mélange de galénisme et d'animisme d'Aristote.

Comme écrivain latin (car nous ne parlerons pas de son manuscrit français, simple traduction), notre auteur se distingue par une tournure galénique toute particulière. Sans prétention, sans recherche, sans le savoir peut-être, à cause de l'habitude de sa lecture favorite, il rappelle çà et là et de loin le style de certains écrits didactiques de Galien. S'il n'a pas le brillant de l'expression, le coloris poétique, la hardiesse souvent un peu recherchée de l'auteur ancien, il se relève par des qualités plus solides, mieux appropriées à un sujet de pathologie : nous voulons dire la clarté, la précision et ce charme naïf répandu dans son récit. Qui ne connaît sa description de la peste de 1348? Quel chirurgien n'a pas remarqué son exposé de l'opération de la taille? Les expressions barbares semées çà et là dans son style sont un défaut qui tient à son époque.

Parlant de faits, d'opérations, d'instruments nouveaux, il s'est servi d'expressions nouvelles, empruntées à la langue arabe et à l'idiome vulgaire de son pays. Cet inconvénient nécessaire est racheté par l'explication accompagnant souvent l'expression technique dont il se sert. Les qualités précieuses qui le distinguent de ses contemporains, ont puissamment contribué à lui donner cette vogue si méritée à tant d'autres égards, et doivent lui valoir la première place dans la littérature chirurgicale du XIVe siècle.

Comme homme de science, le premier mérite de notre écrivain est d'avoir séparé la chirurgie du domaine de la thérapeutique, et, s'écartant des idées de Galien, malgré la vénération dont il l'entoure, d'en faire une science plus distincte, basée à la fois sur l'anatomie, la médecine et la physiologie [1]. Sa

[1] Jean de Saint-Amand, en 1260, fait encore la différence de la chirurgie et du remède de la façon suivante : « *Potio autem et chirurgia differunt, quia per potionem evacuantur res quæ facile expellitur, et per chirurgiam quæ difficile expellit.* » (*Expositio supra antidotarium Nicolai*, pag. 1.)

division du domaine chirurgical et médical est assez originale. Ce n'est plus seulement des plaies, des ulcères, des fractures et des luxations qu'il doit s'occuper, mais de la plupart des maladies, ou du moins de toutes celles qui relèvent directement ou indirectement de son domaine. Par contre, il renvoie à la médecine l'étude complète de certaines parties de la chirurgie de son époque : ainsi, il parle très-peu des plaies produites par les venins et les poisons, tandis qu'Avicenne, Rhazès, Henri s'en sont longuement occupés.

Mais s'il relève l'importance de son art en lui rendant une foule de lésions qui demandent son intervention, et ennoblit par là la profession, ce qui fait dire à Laurent Joubert qu'il a décrit l'idéal du chirurgien, en exigeant de lui les mêmes études que du médecin ; on ne lui fera certes point le reproche d'avoir trop séparé ces deux sciences, puisqu'au fond, il les unit par les liens si étroits des mêmes principes scientifiques, tandis que l'ignorance seule les séparait.

Non content de préparer ainsi une restauration lente dans le domaine chirurgical, il en indique d'instinct les moyens, par l'exemple d'une critique timide encore, mais surtout par la préférence bien marquée des Grecs sur les Arabes. L'émancipation de la science devait, en effet, redescendre à l'antiquité pour remonter vers l'idée moderne.

Trois guides dirigent la science : le raisonnement, l'autorité, l'expérience. Le premier domine chez les Anciens, le second au Moyen-âge, le troisième chez les Modernes. Dans les périodes malheureuses où le principe d'autorité est dans toute sa force, c'est beaucoup de bien choisir ses maîtres.

Du temps de Guy de Chauliac l'astrologie était à la mode; il lui a payé son tribut. Mais il ne rapporte pas seulement la peste à l'influence des astres, il reconnaît des causes particulières. Du reste, ne valait-il pas mieux invoquer pour le peuple une cause surnaturelle, la seule qui fût alors à sa portée, pour satisfaire son ignorance et l'empêcher de commettre des crimes; de tuer les juifs accusés d'empoisonner le monde; de chasser les pauvres mutilés et les nobles, s'imaginant qu'ils étaient la cause du fléau [1]? Chauliac, d'ailleurs, ne semble accorder d'influence aux astres que pour la production des grandes épidémies, car il ne parle point dans d'autres endroits de cette cause pathologique.

Guy arrive dans ce triste moment où, sous l'influence de Brun, de Théodoric, de Lanfranc, presque toute la chirurgie consistait dans l'application du fer rouge et des emplâtres. Il fait révo-

[1] *Voir.* chap. 5, trait. II, doct. II.

lution dans la science, en préférant souvent le bistouri à la cautérisation et entreprenant toutes les grandes opérations.

Grâce aux traductions de Reggio, il relève les erreurs des interprétations arabes peu fidèles à l'original;

Indique, le premier, de faire vibrer une corde métallique pressée par les dents du patient pour reconnaître l'existence des fractures du crâne;

Dans le même but, de passer de l'encre sur l'os dénudé: s'il y a cassure, l'encre ne disparaîtra pas à son niveau par les frottements répétés sur la partie malade.

Il invente la sonde cannelée au moyen de son éprouvette en bois;

Applique l'excision à l'ablation des tumeurs;

Préfère généralement les caustiques les plus simples, l'arsenic, le mélange de chaux vive et de savon, à des topiques moins énergiques et bien plus compliqués.

Il propose l'opération de l'hydrocèle par ponction et par cautérisation avec l'arsenic pour consumer le sachet ou tunique vaginale;

Une tarière à dents dirigées en dedans, appelée par Isaac Joubert tarière renversée, pour saisir et retirer d'un seul coup les corps étrangers fixés dans les os: instrument imité plus tard par Tagault;

Le séton dans les décollements considérables des tissus par le pus et la sanie ;

L'extension continue, dans les fractures du fémur et dans les cals difformes, à l'aide d'une corde soutenant un poids et fixé au membre malade ;

La conservation du membre gangréné, en le momifiant et attendant tout des efforts de la nature.

Il signale la hernie dans laquelle le liquide rentre dans l'abdomen ;

Parle du ténaculum d'après Avicenne [1] ;

Modifie le bandage de Galien pour les plaies de tête, et le rend plus léger et non moins solide ;

Fait voir l'inutilité de retrancher les callosités dans les fistules à l'anus ;

Emploie, le premier, la plaque de plomb sur les ulcères rebelles.

Dans les abcès de l'arrière-bouche qui gênent la respiration et la déglutition, il les ouvre avec l'ongle, ou bien en faisant avaler une éponge attachée à un fil et la retirant violemment au moment de la déglutition. (Roger employait un morceau de viande demi-cuite.)

Il signale l'existence des luxations incomplètes, et trouve l'incision sous-cutanée contre l'ascite, etc.

[1] La première idée du ténaculum n'appartient donc pas à Bertapaglia, comme le dit M. Malgaigne (*Op. cit.*, p. LXXXII de l'introduction).

Nous avons parlé du principe d'autorité que Chauliac subit comme les autres; mais il y a chez lui de ces élans d'indépendance qui se faisaient jour bien rarement à cette époque. Ainsi, en parlant de l'une des sectes médicales de cette période, il s'écrie : « Mais je m'esbahis d'une chose, qu'ils se suivent comme les grues. Car l'un ne dit que ce que l'autre a dit. Je ne sais si c'est par crainte ou par amour qu'ils ne daignent ouïr sinon choses accoustumées et prouvées par authorité. Ils ont mal leu Aristote au second de la métaphysique, où il montre que ces deux choses empeschent le plus la voye et cognoissance de la vérité. Qu'on laisse telles amitiés et craintes ; car Socrates et Platon est notre amy, mais la vérité est encore plus amie. C'est chose sainte et digne d'honneur en premier lieu, la vérité [1]. »

Enfin, n'oublions pas de signaler à sa louange ses connaissances pratiques en botanique. « Il est fort souvent nécessaire, fait-il remarquer, et très utile aux médecins et surtout aux chirurgiens, de sçavoir inventer et composer, et aussi administrer les remèdes aux malades.... Quant à moy, j'avois accoustumé ne sortir jamais des villes sans porter avec moy une bourse de clystères [2], et quelques

[1] Chapitre singulier.

[2] Bourse de clystères (*bursam clysteriorum*). Gatenaria, dans le XVe siècle, trouva l'instrument appelé *seringue*. Avant

choses communes, et j'allois chercher les herbes par les champs avec les susdits moyens pour subvenir promptement aux malades, et ainsi j'en rapportois honneur, profit et grand nombre d'amis[1]. »

C'est par l'observation clinique que l'on peut le mieux se garder d'un fol enthousiasme pour tous les systèmes exclusifs qui surgissent souvent dans la science. Entraîneraient-ils les esprits superficiels et les savants de cabinet, qu'ils ne pourraient tenir long-temps devant l'expérience du vrai praticien. Comment donc se fait-il que Chauliac n'ait pas rejeté les exagérations de l'humorisme galénique amplifié encore par les Arabes? Ce reproche est surtout fondé à l'égard d'un homme doué comme lui de beaucoup de pénétration, d'une certaine indépendance d'idées, et d'une érudition peu commune relevée par une longue pratique. Lui qui juge d'une manière si originale les sectes de son époque, ne pouvait-il pas poser une idée large et féconde? Non, c'est sous le patronnage de Galien, de cet homme possédant toutes les qualités, ayant pour lui *l'expérience et le raisonnement*, se souciant enfin *des mots* pourvu qu'*on étudie les choses*, c'est sous sa direction qu'il va se placer.

cette utile et modeste invention l'on se servait d'une vessie en bourse fixée à une canule. C'est de ce dernier instrument que parle Guy de Chauliac.

[1] Trait. VII, doct. I, chap. 4.

Une conséquence de ce choix, c'est la confiance inspirée à notre auteur par les médecins arabes: eux les sectateurs de l'antiquité, de Galien et d'Aristote, eux les représentants modernes de l'idée des Anciens. Il ferait donc suivre à la science chirurgicale une route fatale qui la conduirait à Avicenne et au mysticisme oriental, sans la prédilection bien marquée de l'écrivain du XIVe siècle pour l'antiquité grecque dont il ne connaît que des lambeaux. Mais aussi, qu'il y prenne garde: s'il s'identifie trop avec les théories galéniques, quand son modèle tombera, il restera dans l'abandon avec lui.

Mais nous avons d'autres reproches à lui adresser. Sa critique est plutôt le doute à l'égard des Anciens, le sarcasme pour les Modernes; la méthode plutôt anatomique et physiologique que pathologique. Ses principes généraux manquent de faits particuliers, d'observations avec les détails nécessaires pour leur donner de l'importance et féconder la théorie.

Il obéit souvent à l'imitation plutôt qu'à l'autorité. La division de son livre en sept traités n'est nullement fortuite; l'exemple de Gordon l'a sûrement influencé. Pour faire pendant au *Lilium medicinæ*, manuel divisé en sept parties et si répandu dans le moyen-âge, il divise son *Inventaire* en sept traités; mais il est bon de remarquer qu'il ne l'a pas décoré d'un nom ridicule ou prétentieux.

Il a partagé la crédulité de son temps sur l'astrologie, et a donné même un ouvrage sur cette matière. Mais, en réalité, il a restreint son pouvoir, puisqu'il n'en parle qu'à l'occasion d'une grande épidémie, et il est bon de rappeler qu'au XIVe siècle on n'entreprenait la cure d'aucune maladie sans avoir interrogé les astres. C'est le moment où Arnaud de Villeneuve écrit un long traité sur le diagnostic des maladies par le mouvement des planètes : *De judiciis infirmitatum secundum motum planetarum ;* où Raymond Chalin donne un ouvrage pour attribuer la peste de 1348 à une conjonction de Saturne, de Jupiter, de Mars dans le 19e degré du Verseau ; où enfin Pierre d'Apono ou d'Abano[1] s'occupait beaucoup d'astrologie, ce qui n'empêche point qu'il n'ait été regardé comme un des plus beaux génies de son temps.

Nous reprocherons aussi à Guy de Chauliac d'admettre trop facilement les recettes si longues, si compliquées, de ses contemporains, et souvent les prescriptions ridicules auxquelles on ajoutait alors tant d'importance. Pour donner un exemple, nous citerons de la *Grande Chirurgie* le collyre d'Azaram, dans lequel entrait le jus d'oreille de

[1] Mort en 1320.

souris et le lait de femme qui nourrit une fille[1]; l'électuaire de Roger pour le goître, dans lequel on trouve entre autres le lait de truie allaitant ses premiers petits, etc. Toutefois, notre auteur ajoute : « Cela est empirique, pourtant il ne m'en chaud pas guières » ; et plus bas : « Tels médicaments ont beaucoup de promesses, mais peu d'effets. »

Par les développements excessifs donnés aux théories humorales, la description des symptômes et le diagnostic se trouvent écourtés ; le pronostic s'en ressent à son tour. Pour le traitement, il consiste trop souvent dans la liste des formules empiriques, appliquées indistinctement aux cas si divers d'une même affection.

Malgré ces défauts et d'autres plus légers que nous avons signalés ailleurs, la *Grande Chirurgie* a reçu les éloges d'une foule d'auteurs. « Fallopio

[1] L. Joubert explique, d'une manière très-lucide, pourquoi l'on choisit *le lait de femme nourrissant une fille*..... « Vu que toutes choses, dit-il, se délectent et nourrissent de leurs semblables; la fille estant dans la matrice tire à soy le sang plus froid, comme le fils attire le plus chaud. Par quoy, après l'enfantement d'une fille, le sang qui reste pour engendrer du lait, est plus chaud; et celuy, d'après l'enfantement d'un fils, est plus froid. Dont aussi le vulgaire entend bien, que ce laict de celle qui s'est délivrée d'une fille est meilleur à un fils; et à une fille, celuy d'un fils. » (*Voir* annotations à la *Grande Chirurgie.*) Ceci est écrit dans le XVIe siècle.

ou plutôt Fallopia Gabriel[1], le plus illustre anatomiste du XVIe siècle, le compara à Hippocrate. Jean Calvo, professeur à l'Université de Valence, qui traduisit l'ouvrage du chirurgien français en espagnol, le regarda comme le premier législateur de la chirurgie. Le célèbre anatomiste hollandais Van-Hoorne, qui avait appris à connaître la chirurgie française à Montpellier, où il avait suivi les cours de la Faculté, faisait le plus grand cas de Guy de Chauliac, et mettait ses préceptes en pratique. Enfin, l'un des premiers médecins de l'Angleterre et des plus érudits, Freind, l'appelle le prince de la chirurgie[2]. Le chef de la physiologie expérimentale, Haller, en a porté un jugement très-favorable. La *Grande Chirurgie* de Chauliac, dit Astruc, était un excellent ouvrage pour l'époque où il vivait. Il y débrouilla avec beaucoup d'ordre les matières obscures et difficiles que la barbarie des siècles précédents avait couvertes de tant de ténèbres. On peut dire qu'il a plus contribué que personne à faire de la chirurgie un art régulier et méthodique[3].....

[1] *De parte medicinæ quæ chirurgia nuncupatur, necnon in librum Hippocratis de vulneribus capitis dilucidissima interpretatio*. Venise, 1571, in-4o.

[2] *The history of physic from the times of Galen to the beginning of the sixtenth century*, etc. Londres, 1725.

[3] *Op. cit.*, p. 185.

« Une des époques les plus brillantes de la Faculté de Montpellier, ajoute Lorry, est celle où elle a produit le fameux Guy de Chauliac ; homme qui doit tenir une place distinguée entre les bienfaiteurs de l'humanité, et qui mérite encore de conserver toute son autorité dans un siècle aussi éclairé que le nôtre. Il doit porter éternellement le titre de restaurateur de la chirurgie [1].... »

Le judicieux historien Ackerman a écrit « que la *Chirurgie* de Guy de Chauliac pouvait tenir lieu de tout ce qui avait été fait jusqu'à cette époque ; c'est le seul auteur dont on puisse faire un pareil éloge. »

Selon le savant bibliothécaire de la Faculté de médecine de Paris, M. Dezeimeris, « pour mettre la chirurgie du XIVe siècle à la hauteur de celle de l'antiquité, il fallait non-seulement du génie, mais une constance à toute épreuve, capable de surmonter les difficultés qui s'opposaient, au milieu de la rareté des livres, aux études longues et approfondies. Si l'on considère Guy de Chauliac dans le siècle qu'il illustra, on sera forcé de convenir qu'il possédait, à un haut degré, toutes les qualités nécessaires à cette grande entreprise [2]. »

« Malgré le sentiment unanime des critiques et des historiens sur la *Chirurgie* de Guy de Chau-

1 Introduct. par Lorry aux mémoires d'Astruc.

2 *Op. cit.*

liac, ce grand nom est presque oublié des chirurgiens modernes, et on ne le retrouve plus dans leurs ouvrages. C'est à juste titre que l'on appliquerait aux médecins de notre époque ce que l'ingénieux Fontenelle disait des philosophes de son temps : Rien n'est plus nouveau pour nous que les anciens [1]. »

M. Malgaigne, faisant allusion à la *Grande Chirurgie* : « Or, jamais encore, il faut le dire, cette science n'avait été traitée avec tant de clarté, de méthode, de connaissances théoriques et pratiques : c'est un véritable chef-d'œuvre [2]. »

« Guy de Chauliac, dit à son tour M. Germain, n'a pas été surnommé sans raison le *Père de la chirurgie moderne* ; la chirurgie lui doit de s'être élevée, dès le XIVe siècle, à la hauteur d'une science et d'un art à la fois. C'est encore là un de ces noms qui fondent la réputation d'une École, et que l'histoire a entourés d'une auréole impérissable [3]. »

M. Renauldin expose en peu de mots son appréciation : « Pendant que les rêveries astrologiques, les distinctions subtiles, la passion pour les

[1] Notice sur Guy de Chauliac, suivie de l'analyse de sa *Grande Chirurgie*, par le docteur Hubert Rodrigues : Montp., 1841.

[2] *Op. cit.*, introduct.

[3] *Op. cit.*, T. III, p. 117.

arcanes et une absurde polypharmacie, infectaient généralement les écoles et les écrits des médecins, la chirurgie seule gagna une grande considération par les efforts de Guy de Chauliac, qui à un savoir très-étendu joignait une force de jugement peu commune et un zèle ardent pour la vérité. Dépouillé de tout préjugé et méprisant le despotique arabisme qui régnait de son temps, il compose un ouvrage qui se distingue surtout par l'absence de raffinements théoriques, par de rares connaissances en anatomie, et qui doit placer son auteur au rang d'un des premiers qui aient illustré l'art chirurgical, en le dégageant de la barbarie des âges précédents, et en y introduisant l'ordre et la méthode [1]. »

« Quand on se rappelle, dit Kurt Sprengel [2], combien peu les Italiens du XIIIe siècle étaient capables de perfectionner l'art chirurgical, et combien étaient stériles leurs contestations sur la préférence qu'on devait accorder aux dessiccatifs ou aux oléagineux, on est contraint de regarder Guy de Chauliac, comme le restaurateur de cette branche de la médecine; car il joignait un jugement très-sain à une érudition extraordinaire, et n'agissait jamais que d'après des indications rationnelles. Il méprisait l'esprit de secte, et, non

[1] Introduct., Dict. en 60 vol.

[2] Hist. de la méd., T. II, p. 452.

content d'assurer plusieurs fois que les préjugés ou la réputation des écrivains ne pouvaient diminuer en lui l'amour de la vérité, jamais sa conduite ne démentit ce principe. Ce qu'il y a de plus louable dans son ouvrage, c'est qu'il ne renferme aucune théorie subtile, et que, de toutes parts, on y trouve la preuve de ses rares connaissances anatomiques. »

« En résumé, dit enfin le professeur Estor [1], Guy de Chauliac a été de beaucoup supérieur à Lanfranc, à Guillaume de Salicet et autres arabistes les plus célèbres. Il a fait tout ce qu'il était humainement possible de faire de son temps pour tirer la chirurgie de ses voies fangeuses et incultes, et pour la lancer dans des routes larges et magnifiques où elle n'aurait pu manquer de faire d'immenses progrès, si elle n'y avait été arrêtée par de nombreux obstacles qui ont précédé l'apparition d'Ambroise Paré. »

Les auteurs sont donc tous unanimes pour reconnaître le mérite de l'écrivain dont nous tâchons d'apprécier la portée ; il s'agit de savoir maintenant l'époque à laquelle il se rattache.

[1] Dans un beau discours inédit, prononcé le 16 décembre 1850. Nous devons la communication du manuscrit à l'obligeante amitié de notre collègue A. Estor. On trouve l'analyse de ce discours, par M. Moutet, professeur-agrégé, dans le No 24 de la *Revue thérapeut. du Midi*, 30 décembre 1850.

Dans l'étude historique, on rattache souvent aux époques antérieures celles qui ont succédé. Sans cette liaison, l'histoire n'aurait plus la même portée. Les hommes supérieurs, tout en puisant en eux-mêmes, imitent ceux qui les précèdent : ainsi, d'une manière générale, l'on peut dire qu'Avicenne tient de Galien, Guy de Chauliac d'Avicenne, Amb. Paré de ce dernier. Mais qu'à la manière de M. Malgaigne et d'autres, on rattache les arabistes à Guy de Chauliac, comme Avicenne aux Arabes, comme Amb. Paré aux auteurs du XVe et du XVIe siècle, c'est faire des groupes auxquels l'appréciation historique ne peut pas gagner beaucoup.

Les hommes supérieurs qui surgissent dans les siècles, ne sont-ils pas plus naturellement rattachés aux époques qui les suivent qu'à celles qui les précèdent ou dans laquelle ils vivent? Leur influence propre ne s'exerce-t-elle pas exclusivement sur le temps qui s'écoule après eux?

Dans les arts, les sciences, comme dans les lettres, une idée nouvelle surgit spontanément en apparence, mais, en réalité, préparée de longue main et insensiblement. Arrivée en quelquesorte à maturité, elle donne ses fruits à l'avenir et se détourne du passé dont elle est tributaire. Mais l'avenir lui appartient; c'est là qu'on la recherche, c'est là qu'elle grandit et se personnifie. Le passé, comme une enveloppe stérile où elle n'a pu éclore et se développer, lui échappe, en lui laissant une empreinte qui s'efface à chaque évolution nouvelle. S'il est bon de rechercher ses premiers linéaments, il est bien plus important de suivre ses progrès ultérieurs et de la voir grandir en donnant de nombreux rejetons. Elle appartient plutôt à cette dernière époque qu'à la première. Chaque grand auteur représente ainsi, dans sa sphère, une idée principale, autour de laquelle viennent se grouper celles qu'elle vient d'enfanter et qui la relient d'une manière intime à des temps plus modernes. Ainsi, à l'inverse de l'historien dont nous avons parlé, nous rattachons naturellement Guy de Chauliac aux auteurs des XIVe, XVe, XVIe siècles, dont il est le père, comme Avicenne aux Arabistes, Galien aux Arabes.

Guy de Chauliac est un auteur de premier ordre en chirurgie: il fait époque dans la science; il doit caractériser une ère distincte dans l'histoire de l'art: c'est donc à tort qu'on le confond, comme le font Richerand [1] et tant d'autres, avec la foule des Arabistes, dont il serait le dernier. Notre appréciation paraîtra exagérée si l'on isole l'homme de son entourage et de son siècle. Lorsque Bichat a dit que l'éloge d'un grand homme n'était qu'un précis de ses travaux [2], il parlait du génie moderne avec

[1] Prolégomènes, De la nosographie chirurgicale.

[2] Éloge de Desault.

lequel il avait vécu ; mais, pour juger les hommes d'un autre âge, il faut d'abord apprendre leur langue, descendre à la portée de l'époque où ils ont émis leurs idées, connaître enfin toute la tyrannie des préjugés auxquels l'éducation les a soumis.

CHAPITRE II.

PREMIÈRE ÉCOLE CHIRURGICALE FRANÇAISE : PARIS OU MONTPELLIER ? — CAUSES DE LA DÉCADENCE DE LA CHIRURGIE APRÈS GUY DE CHAULIAC. — INFLUENCE DE CET AUTEUR SUR LA CHIRURGIE DE LA FIN DU XIIIe, DU XIVe ET DU XVe SIÈCLE. — CHAULIAC ET AMB. PARÉ. — GUY DE CHAULIAC, LE PÈRE DE LA CHIRURGIE FRANÇAISE.

Dans l'idée favorite de M. Malgaigne, l'École chirurgicale de Montpellier doit provenir de celle de Paris. C'est un plan arrêté, suivi de longue main dans toute son introduction aux œuvres d'Amb. Paré. L'histoire à la main, nous tâcherons de montrer le contraire. Cette idée nous sourit, nous l'avouons franchement, parce qu'elle nous paraît vraie. Le lecteur impartial jugera.

Le savant Professeur de Paris commence par exalter le mérite de Guillaume de Salicet[1] en parallèle avec Guy de Chauliac. Or, Salicet est le maître

[1] Ce chirurgien avait à sa disposition les œuvres de Constantin l'Africain sur Ali-Abbas, celles de Gérard de Crémone (du commencement du XIIe siècle) sur quelques livres d'Hippocrate, de Galien, d'Avicenne, de Rhazès, de Sérapion, etc.

de Lanfranc, et ce dernier, qui de l'Italie vint se réfugier dans la Gaule et vécut à Paris, est, dans l'idée de M. Malgaigne, le véritable créateur de la chirurgie française. A ce moment, l'École de Paris aurait jeté un vif éclat avec Jean Pitard et Henri de Mondavilla. Lanfranc eut un fils qui alla exercer plus tard à Montpellier sous le nom de *Maître Bonet.* D'autre part, l'anglais Gaddesden avait étudié à Paris. C'est par ces faits que l'École anglaise et celle de Montpellier se rattachent à l'École de Paris, *comme à une mère commune*, d'après l'auteur moderne [1].

Nous avons apprécié plus haut le mérite de Guillaume de Salicet. Lanfranc l'a suivi servilement; il lui emprunte ce qu'il a de mieux sans le nommer; il appelle la chirurgie *un art* [2]. Il condamne l'usage du trépan, défend la lithotomie, rejette l'opération de la paracentèse, se vante à tort d'avoir employé le premier le feu pour l'opération de la cure radicale des hernies [3], n'opère point la cataracte et réduit la chirurgie à l'usage de la cautérisation et des emplâtres. Avant d'aller à Paris, il séjourna longtemps à Lyon, où il publia sa *Petite Chirurgie*, voyagea dans le Midi de la France, s'arrêta très-

[1] *Voy.* son introduction, pag. LIII.

[2] Les manuscrits qui contiennent sa *Grande Chirurgie* sont intitulés: *Ars chirurgica.*

[3] *Voy.* Albucasis.

probablement à Montpellier, où son fils vint s'établir plus tard, et n'alla à Paris qu'en 1295. Il y fit connaître sa *Grande Chirurgie* en 1296. Il avait composé depuis long-temps cet ouvrage, à la sollicitation de Robert, roi de Jérusalem et de Sicile, comme il le dit lui-même à la fin de son œuvre.

« Lanfranc seul avait porté la chirurgie en deçà des Alpes. Mais quelle distance n'y a-t-il pas entre la chirurgie de Lanfranc et celle de Guy de Chauliac! L'ouvrage du chirurgien italien, peu répandu, rarement imprimé, ne fut que d'une faible utilité; celui de Guy de Chauliac, reproduit dans toutes les langues et sous toutes formes, ne tarda pas à devenir le livre classique de toute l'Europe, une sorte de code pratique respecté partout et jouissant partout de la plus grande autorité[1]. »

En exceptant ce chirurgien de Milan, qui ne lui appartient pas, voyons de quoi se composait l'École chirurgicale de Paris. Mondavilla, le seul qu'elle puisse citer à cette époque, est un élève et puis un professeur de Montpellier. S'étant perfectionné dans cette École, il alla professer à Paris. L'on possède plusieurs manuscrits indéchiffrables, renfermant l'ébauche de sa Chirurgie. La mort avait empêché cet auteur de terminer son ouvrage, à

[1] Dezeimeris, Dict. hist., art. *Guy de Chauliac*, 1835.

tous égards peu regrettable[1]. Jean Pitard n'a rien écrit. Toute sa célébrité consiste à avoir été employé comme chirurgien auprès de S. Louis, de Philippe-le-Hardi, de Philippe-le-Bel.

Il est évident, pour qui veut lire l'histoire, que l'École chirurgicale de Paris n'a guère brillé au commencement du XIVe siècle. C'était précisément l'époque (1350) où tous les bacheliers en médecine, pour être admis à faire des cours, durent prêter serment qu'ils n'exerceraient point la chirurgie manuelle.

Mais, en revanche, cette science était cultivée encore avec éclat dans les universités italiennes et surtout à Bologne. Là brillait Mundinus, le réformateur de l'anatomie (1315). Thadée, le célèbre commentateur de Galien, venait de mourir l'an 1303 (d'après Jean Cinelli). Brunus, de Florence, fils de Dinus del Garbo, venait de publier sa *Grande Chirurgie* (1260). Guillaume de Salicet s'était déjà distingué par ses connaissances chirurgicales (1280). Là se trouvaient aussi Lanfranc de Milan, avant de venir en France, et Théodoric (1297), qui ressuscitait l'œuvre d'Hugues de Lucques. Bertruce ouvrait les cadavres et démontrait l'anatomie humaine, là où Albert de Bologne formait Guy de

[1] Cette chirurgie est toute calquée sur les œuvres de trois auteurs : Avicenne, Théodoric et Lanfranc, comme il le dit lui-même dans sa préface.

Chauliac, et où, quelque temps après, Pierre d'Argelata devait se rendre célèbre par ses études anatomiques et chirurgicales. Enfin, Guillaume de Varignana, professeur à Bologne en 1302, d'après Kurt Sprengel, écrivait sur toutes les branches de l'art de guérir[1].

L'École de Montpellier augmentait son ancienne réputation en produisant Gordon et Arnaud de Villeneuve : le premier qui, dans son *Lilium medicinæ*, s'occupait presque autant de chirurgie que de médecine, inventait les brayers élastiques en métal et publiait entre autres un traité sur la phlébotomie ; le second étonnant ses contemporains par ses connaissances variées, la pénétration de son esprit et les idées nouvelles qui le firent condamner comme hérétique (1309).

Jean de Gaddesden, l'élève de Gordon de Montpellier, florissait alors en Angleterre (1314.) Son livre, qu'il avait envoyé à notre auteur, est un ramassis des fables de l'Espagnol, de Gilbert et de Théodoric, comme le lui reproche Guy de Chauliac avec tant de raison.

Le véritable fondateur de la chirurgie parisienne restera encore long-temps à naître, il viendra dans un temps plus fortuné. Bien avant ce moment

[1] Varignanæ, *Ad omnium partium morbos remediorum præsidia, et ratio utendi eis pro circumstantiarum varietate.* In-8°, Basil., 1531.

l'École chirurgicale de Montpellier doit s'élever au-dessus de toutes les autres avec Chauliac; cet auteur doit donner une nouvelle impulsion à la science, vivre plusieurs siècles, et produire, en s'éteignant, A. Paré dans le Nord, Franco dans le Midi [1].

Le sceptre chirurgical passa de Bologne à Montpellier. L'École chirurgicale de Paris est venue s'inspirer dans Guy de Chauliac; A. Paré a subi l'influence de la *Grande-Chirurgie* de l'auteur méridional, Les écoles du Nord sont les filles de celles du Midi. Le développement intellectuel a marché dans ce sens dans le moyen-âge.

On se demande avec anxiété pourquoi la chirurgie retombe dans l'immobilité de la vieille routine après Guy de Chauliac. N'avait-il pas animé ce vieux corps languissant, ne lui avait-il pas communiqué une vigueur nouvelle? Ou bien existerait-il un vice caché dans sa médecine agissante?

Oui, bien certainement il existe, et nous le résumons en ces mots : *défaut de réforme philosophique*. Mais cette réforme aurait effacé l'œuvre,

[1] Montpellier, du reste, avait reçu de Roger le Salernitain les idées chirurgicales de l'Italie, bien avant l'arrivée de Lanfranc en France : il est vrai que M. Malgaigne nie le fait, et prétend, sans preuves bien convaincantes, qu'il y a eu deux Rogers : l'un de Montpellier, auteur d'un mauvais livre de médecine; l'autre de Salerne, écrivain d'une bonne chirurgie. Jusqu'à plus ample informé, nous suivrons la version d'Astruc.

gigantesque des anciennes époques, supprimé du coup Galien et son École, Avicenne et les Arabes, affaibli l'autorité d'Aristote et répudié la scholastique : tâche trop lourde pour un seul homme, à laquelle Chauliac n'a pas pensé un seul instant. Une pareille commotion se réalise seulement par les découvertes et les efforts successifs des siècles [1]. Cette première cause de décadence n'est pas imputable à l'auteur dont nous parlons.

La seconde cause nous semble résider dans le défaut d'émulation. De tout temps la lutte entre les écoles a fait progresser les sciences, surtout la médecine, entretenu une certaine effervescence dans les idées, sollicité la critique et poussé au perfectionnement. On ne peut guère citer une école médicale jouissant d'une réputation méritée qui n'ait eu sa rivale. Il en fut dans l'antiquité entre Cos et Gnide, comme dans le moyen-âge entre Salerne et Bologne, comme dans les temps modernes, en France, entre les diverses écoles. Ce besoin d'émulation ne se trouve pas satisfait dans le XIIIe, XIVe et XVe siècle. La chirurgie de Montpellier fut à peu près la seule enseignée dans toutes les universités.

[1] Roger Bacon et Raymond Lulle entreprirent de réformer la philosophie par les sciences, mais ils arrivèrent trop tôt pour consommer cette œuvre difficile. (*Voy.* Précis de l'hist. du moyen-âge, par Desmichels, pag. 340.)

Malgré les découvertes importantes de la fin du XIVe et XVe siècle, nous trouvons dans l'état malheureux de la France une troisième cause de décadence pour la chirurgie. L'abandon d'Avignon par la rentrée des papes à Rome, les querelles religieuses, une guerre malheureuce contre les étrangers, les discordes civiles, la révolte de Montpellier contre l'autorité du duc d'Anjou (1379) et la cruelle vengeance qu'en tira ce dernier; tous ces évènements contribuèrent à affaiblir et à ruiner le Midi de la France, à y faire perdre le goût des études sérieuses, et la science chirurgicale s'en ressentit cruellement. « Dès le milieu du XIIIe siècle, l'Europe méridionale, dit M. Desmichels, semblait toucher au moment d'une renaissance universelle. Tout-à-coup les progrès des lumières s'arrêtent, et, pendant près de deux siècles, la France, l'Angleterre et l'Espagne, divisées par la guerre et bouleversées par les factions, perdent le fruit de leurs premiers efforts et menacent de retomber dans leur récente barbarie. L'Italie seule voit, au milieu de ses discordes civiles, briller les arts de la paix, et se prépare à la gloire d'éclairer le monde une seconde fois [1]. »

Il faut prendre aussi en considération l'influence du clergé : elle était immense à cette époque, elle

[1] Précis de l'histoire du moyen-âge, pag. 481.

se faisait sentir sur tout. « Lui seul à peu près savait, prêchait, méditait, écrivait, avait par les livres la confidence des siècles passés; lui seul pouvait enseigner et enseignait, sans contradiction, la grammaire, la jurisprudence, la philosophie, la physique, l'histoire: il faisait à volonté l'ombre ou la lumière dans les esprits; il leur apprenait la langue de l'enthousiasme par tous les arts concentrés dans la cathédrale; il enrôlait les âmes à Dieu par les voluptueuses captations de la musique, il les éblouissait par les splendides rayonnements de ses rosaces, il les terrassait par le grandiose lyrisme de son architecture, il faisait enfin irruption en eux par toutes les portes de leur être à la fois; il pensait dans leur pensée, il voulait dans leur volonté, il vibrait dans leur extase, il plongeait dans leur conscience; il tenait ainsi l'homme tout entier, extérieur et intérieur, sous un filet de croyances et de pratiques aux mailles si nombreuses et si serrées, qu'il n'y avait nulle part une vie humaine si profondément cachée aux regards qui pût échapper à son influence [1]. »

La religion possédait une poésie secrète, un charme puissant que l'éducation du siècle tendait surtout à faire apprécier. La femme se pliait mieux cependant à cette extase poétique, à ces désirs

[1] E. Pelletan, Profession de foi du XIXe siècle, p. 27.

pieux qui changent la direction ordinaire de la pensée chez l'homme. Mais le savant, en définitive, en subissait l'influence tout aussi bien que l'ignorant.

Sous une pareille puissance [1], la critique, même dans la science, étouffée dès ses premiers pas, ne peut prendre son essor. Le défaut de discussion n'est donc pas un reproche applicable en particulier au chapelain d'Urbain V, mais bien à son siècle tout entier. Accoutumé à la déférence pour l'autorité, il ne faudrait pas croire qu'il accepte aveuglément toutes les opinions des Anciens et des Arabes; l'originalité de caractère de ce chirurgien et la pénétration de son jugement l'empêchaient de tout approuver, de tout admirer, de tout croire dans les écrits de ses devanciers. Il relève avec timidité toutefois quelques erreurs des anciens, et à l'égard des contemporains c'est plutôt par l'ironie et le sarcasme qu'il cherche à les combattre.

C'est encore beaucoup pour lui, au moment où

[1] « Les Universités prenaient déjà une autorité qui devait amoindrir celle de l'Eglise. Déjà, en 1333, Philippe de Valois envoyait au pape Jean XXII la décision de l'Université de Paris sur une question de dogme, en lui disant : Nous savons ici les choses de Dieu, mieux que les juristes et les autres clercs, qui ne savent que peu ou point de théologie. » (*Voir* Michelet, Introduct. à l'hist. universelle, 1843). Une pareille audace ne se soutint pas long-temps, malgré cette incartade.

les idées des fondateurs de la science étaient acceptées comme de véritables dogmes, où le corps des connaissances humaines établi par eux est, comme dans une arche sainte, livré à l'admiration seule des adeptes pleins de foi.

Le savant, dans le moyen-âge, est porté au merveilleux ; il doit croire à la parole du maître, il voit par ses conseils : le principe d'autorité est dans toute sa vigueur.

Dans les temps modernes, au contraire, il est porté au positif, à l'exact ; il doit croire à la parole du maître, tout autant que celui-ci démontre ses préceptes, car il est sujet à l'erreur : la liberté scientifique est proclamée.

Aussi, quel est le cachet de cette science au moyen-âge ? *Indécision*, d'une part, en présence de plusieurs autorités ; *immobilité*, de l'autre, parce que le plus souvent c'est l'avis du plus ancien qui l'emporte.

Les caractères de la science moderne, au contraire, sont : *présomption*, car l'on possède des connaissances plus étendues que les prédécesseurs ; et *progrès*, mais progrès confus, sans suite, sans liens, car les travaux des anciens sont négligés et trop souvent ignorés.

Nous devons enfin signaler une dernière cause de décadence, imputable indirectement à Guy de Chauliac. Son *Résumé* des Anciens et des Modernes ne laissait à peu près plus rien à faire à ses successeurs. A moins d'ouvrir une autre route à la chirurgie, ils n'avaient plus qu'à commenter, à éclaircir les passages obscurs, à relever quelques citations fausses de ce grand recueil; enfin, à interpréter ses théories par celles de Galien et d'Avicenne. A l'exception de quelques productions originales, ils n'ont fait autre chose.

Vers 1490, la Faculté de Montpellier confie à son chancelier un cours de chirurgie. Griffius, le premier, se contente de lire et d'expliquer la *Grande Chirurgie* de Chauliac; le second, Jean Falcon, le traduit et le commente, mais il n'explique aux chirurgiens barbiers que les parties de l'anatomie, des apostèmes, des ulcères. Joubert, successeur du professeur Rondelet à la Faculté de médecine de Montpellier, devenu doyen après Antoine Saporta, s'occupe de donner une nouvelle traduction de cet ouvrage; il y ajoute des annotations très-étendues, et son fils, Jacques Joubert, l'enrichit de la représentation des instruments cités par l'auteur.

Les remarques de Joubert s'adressent surtout aux théories humorales de notre écrivain; il les développe et recherche leur origine dans Galien et les Arabes; enfin, il explique les mots barbares du texte et ne va pas plus loin. Il donne les théories de Galien et des Orientaux, avec les détails que Chauliac avait jugé inutile d'exposer aux chirurgiens.

Jean Canape, médecin de François Ier, donne un *Guidon* pour les barbiers et les chirurgiens : c'est encore une espèce de traduction de notre auteur.

Jean Tagault (1534), doyen de la Faculté de Paris, homme instruit et versé dans les lettres, après s'être inspiré du *Guidon* pour composer sa chirurgie, trouve encore le temps de donner une nouvelle édition de l'ouvrage de notre écrivain, avec des corrections et de longs commentaires sous le titre de *Metaphrasis in Guidonem*, etc. (1545).

La *Chirurgie* de Chauliac est traduite dans toutes les langues ; les professeurs chargés d'exposer la science aux barbiers et aux chirurgiens se contentent de leur expliquer cet ouvrage. Plusieurs résumés paraissent à diverses époques avec des titres différents : c'est ainsi que l'on a *le Chirurgien méthodique* (1597), la *Chirurgia parva* (1500), les *Fleurs du Guidon*, etc., etc.

François Ranchin (1560), professeur et chancelier de l'Université de Montpellier, qui s'appliqua à faire revivre les anciennes gloires de l'École, fit paraître ses *Questions françaises sur la Chirurgie de Guy de Chauliac* (1604).

Plusieurs autres compilateurs plus récents maintiennent encore l'autorité du chirurgien de Montpellier. Simon Mingelouseaux, en 1683, publia de nouveaux commentaires. Pour faire réussir son ouvrage, Laurent Verduc, chirurgien de Paris (1691), le publia sous le nom de son père, chirurgien très-répandu, et le décora du titre d'*Abrégé de la Chirurgie de Guy de Chauliac.*

Mais c'est surtout l'Italie qui fournit des hommes illustres capables de conserver et d'accroître les conquêtes de Chauliac. Nicolas de Florence est plutôt le rival que le continuateur du chirurgien de Montpellier, qu'il semble ne point connaître; mais, au lieu de faire un choix critique, il accumule pêle-mêle les écrits d'Avicenne, des Arabes et des Arabistes, et donne plutôt une collection indigeste qu'une compilation judicieuse de ses modèles.

Pierre d'Argelata, au contraire, a beaucoup puisé dans notre auteur.

A cette époque, les chapitres s'accumulent, l'étendue des volumes devient considérable, la science anatomique se sépare pour un temps de la chirurgicale, et l'on ne voit presque plus réunie dans un même ouvrage l'exposition de ces deux parties de l'art, mais sans y rien gagner ; car on rencontre à la place, comme dans Bertapaglia par exemple, des raisonnements fort étendus sur le diagnostic et le pronostic des plaies d'après l'aspect des signes célestes. L'astrologie, presque seule, avait fait de tristes progrès depuis Chauliac.

Cependant la chirurgie n'avait pas été tout-à-fait stérile en Italie avec les auteurs dont je viens de parler. Les Branca, de leur côté, créaient une branche nouvelle à notre art, en restaurant par l'autoplastie les difformités de la face. Ils eurent des imitateurs dans les Vioneo ou Bojano de Calabre et dans Tagliacozzi au XVIe siècle.

L'histoire chirurgicale en France, dans le XVe siècle, est presque toute remplie par ces luttes stériles des barbiers et des chirurgiens de Saint-Côme, par l'importance qu'acquiert cette confrérie, et sa réunion avec la Faculté.

L'on resta très-long-temps sans comprendre l'idée capitale de Guy de Chauliac, c'est-à-dire de reculer les bornes de son art, en y faisant entrer tout ce qui pouvait en faire partie. Le *Pentateuque* de Fabrice d'Aquapendente, dont nous sommes loin de contester la valeur, est, à ce point de vue, un pas rétrograde. Il y traite des tumeurs, des plaies, des ulcères, des fractures et des luxations, qui forment les deux tiers seulement de la chirurgie du XIVe siècle. Fabrice, qui vivait au milieu du XVIe siècle, publia, il est vrai, son *Opera chirurgica in duas partes divisa*, où il énumère toutes les maladies qui peuvent guérir par l'opération de la main ; mais l'impulsion était donnée par son *Pentateuque*, ouvrage plus connu, et la chirurgie végéta quelque temps encore dans un cadre trop étroit, jusqu'à l'aurore de l'ère moderne.

Y a-t-il quelque lien entre cette chirurgie naïve qui sort encore des mains des Arabes et la science moderne riche et puissante? L'histoire répond : Guy de Chauliac et Ambroise Paré.

Entre ces deux écrivains, nous trouvons les découvertes remarquables de la poudre à canon, de l'imprimerie, etc. Nous trouvons aussi des chirurgiens recommandables : Benivenius, Benedictus, Jean de Vigo, Maggius, André de la Croix, Tagliacozzi, Bérenger de Carpie, Fallope, etc.

C'est dans cet intervalle aussi que l'expulsion des Grecs de l'empire d'orient amène en occident une foule de savants qui propagent le goût des études antiques. Les auteurs grecs sont vulgarisés par de bonnes traductions plus complètes faites par des hommes capables, tels que Thomas Linacre de Cantorbéry, Gonthier d'Andernach professeur à Paris, Janus Cornarius, Houllier célèbre commentateur d'Hippocrate, Poggio de Florence, Thomas de Sarzane, etc.

Malgré toutes ces nouvelles connaissances, malgré la différence des temps, puisque le

XIVe siècle préparait une transition dans laquelle entrait le XVIe, Guy de Chauliac soutient comparaison avec A. Paré.

Le parallèle de ces deux grands chirurgiens nous apparaît plein de contrastes, car la trempe de leur génie nous semble entièrement opposée. Pour le dire en quelques mots, l'esprit du Montpelliérain est éminemment organisateur; celui du Parisien, novateur.

Chauliac voit la science chirurgicale noyée dans une foule de commentaires subtils, perdue dans des manuscrits nombreux, où le nom seul de l'auteur est changé; il rassemble dans un chef-d'œuvre ce qu'elle renferme de vraiment utile. A. Paré voit l'art chirurgical retardé entre des mains ignorantes, relégué dans la boutique des mercenaires; il réunit les faisceaux épars des connaissances, en augmente l'importance, et relève la dignité de l'art dans un monument mémorable.

L'un s'inspire plutôt dans ses vastes connaissances; l'autre, dans la spontanéité de son génie.

Mais il y a quelque chose de plus vaste, sinon de plus original, dans A. Paré que dans Guy de Chauliac.

Grand par son érudition, celui-ci aime à citer pour instruire; celui-là, pour faire parade de connaissances d'emprunt.

Malgré la distance qui les sépare, presque égaux

pour les connaissances anatomiques, Paré, en chirurgie, l'emporte par son génie d'observation; Guy, par son admirable méthode et ses vues d'ensemble.

Le second va naturellement à la chirurgie par la médecine; l'autre, malgré ses efforts, s'isole dans la chirurgie.

L'auteur du XVIe siècle, ouvrant de nouvelles voies, eut à sa suite des élèves et des rivaux [1]; l'auteur du XIVe siècle, résumant toute la science, n'enfanta que des commentateurs. Effectivement, l'œuvre inachevée chez celui-là demandait des continuateurs; perfectionnée chez celui-ci, elle exigeait un génie initiateur.

Tous les deux surent vaincre les grands obstacles qui s'opposaient à leur élévation : l'un, son époque; l'autre, son éducation. Ils méritent également cette auréole de gloire qui s'attache à la mémoire de noms vénérés.

Guy de Chauliac, en chirurgie, résume admirablement bien l'époque de transition. Il connaît les anciens et les écrivains de son époque, il les compare et les juge; la balance tombe vers ceux-là,

[1] « En France, A. Paré fut le chef d'une École brillante, qui compte parmi ses successeurs directs Guillemeau, son élève particulier, Séverin Pineau, Pigray, Habicot, Jacques de Marque, Louise Bourgeois, tous formés par son exemple. » (Malgaigne, *op. cit.*, p. CCCLIX.)

mais souvent avec justice. C'est le seul homme pouvant servir de lien entre l'idée ancienne et l'idée moderne.

« Les sciences, dit-il, sont faites par addition, n'étant possible qu'un seul homme commence et achève. » Et il ajoute : « Nous sommes comme des enfants sur le col d'un géant : car nous pouvons voir tout ce que voit le géant et quelque peu davantage. » Cette pensée, affaiblie par Ambroise Paré (vol. I, pag. 40), est très-bien rendue par M. Lordat, quand il dit : « Chaque siècle peut étendre son horizon et contempler ce que les siècles passés ne pouvaient pas apercevoir ; mais c'est à la condition que chacun montera sur les épaules du précédent. »

Guy de Chauliac devait régner dans les Écoles tant que l'idée moderne ne serait pas nettement formulée, mais il devait servir à la formuler lui-même. Il a fallu plus de trois siècles pour le vieillir, et Galien l'a entraîné dans sa chute.

Mais l'homme qui, le premier en France, crée la science chirurgicale en la séparant de la thérapeutique et en la faisant marcher de pair avec la médecine ; l'homme dont la grande érudition scientifique ne peut être égalée par personne dans son temps ; l'homme qui représente à lui seul la chirurgie de plusieurs siècles, qui rattache les Anciens aux Modernes, Hippocrate et Galien à Avicenne, Avicenne à Guillaume de Salicet, et celui-ci, par son intermédiaire, à Ambroise Paré et à ses successeurs; l'esprit fécond qui porte en lui l'idée ancienne et l'idée moderne réunies par le moyen-âge; la seule tête chirurgicale qui dépasse depuis Hippocrate jusqu'à Paré, c'est-à-dire pendant dix-huit siècles; l'écrivain, enfin, qui donna l'impulsion moderne à l'art chirurgical, ne pourra-t-il pas être proclamé, à juste titre, le Père de la chirurgie française?

LISTE

des Auteurs cités par Guy de Chauliac dans sa *Grande Chirurgie.*

Acanamose ou *Acanamusal*, de Bagdad.

Aggrégateur (l'). Dondus ou de Dondis (Jacques), surnommé l'*Aggregator* à cause du grand nombre de remèdes rassemblés dans ses ouvrages. L. Joubert dit que l'Aggrégateur est Guillaume de Bresse, chapelain de Clément V.

Albert, de Bologne. Alberto Zancari, professeur à Bologne, vivait au commencement du XIVe siècle.

Albucasis, né à Zahera, près de Cordoue, vivait dans le XIIe siècle; il mourut en 1122 d'après Casiri.

Alcaran, auteur arabe, qui a commenté les œuvres d'Avicenne.

Albumazar (Aben-Moussah-Dschafar-Al-Soli), de Harran, en Mésopotamie, vivait dans le VIIIe siècle.

Alcoatim, inconnu.

Alexandre de Tralles. (560 après J.-C.)

Alexandrin, commentateur du livre des sectes.

Ali-Abbas, voy. *Hali-Abbas*.

Americ ou *Aymeric d'Alais*, chirurgien cité plusieurs fois dans la *Grande Chirurgie*.

André (Maître), chirurgien opérateur à Montpellier du temps de Chauliac.

L'Anglais (voy. *Gilbert*).

Anserinus de Janua, ou *Anselme de la Porte*, vivait du temps de Lanfranc, qui le cite.

Apollonius, cité d'après Galien, vivait en 146 après J.-C.

Archigène (97 ans après J.-C.), médecin natif d'Apamée, en Syrie.

Aristote, de Stagyre. (384 avant J.-C.)

Arnaud de Villeneuve vivait vers 1300. Il écrivit des mémoires sur la médecine, l'astrologie et l'alchimie.

Asclépiade, de Prusa, en Bithynie. (100 avant J.-C.)

Avenzoar, surnommé le Glorieux. (980 après J.-C.)

Averrhoës, *Averroes* ou *Aven-Roes*, en arabe Abou-Roschd, de Cordoue. (1193 après J.-C.)

Avicenne (Abuheli, Alhoussain, Ebenhali, Ebensina), de Bochara, en Perse. (978 après J.-C. ou 1036.)

Azaram ou *Azaran-Galaf* (Khalaf-Ebn-Abbas-Abu'l-kasem), né à Zahera, près de Cordoue, médecin du XIIe siècle, n'est autre chose qu'Albucasis d'après quelques auteurs; cependant Guy de Chauliac les distingue. Celui-ci serait-il Alzaharavius, qui, d'après Freind, est différent d'Albucasis?

Bienvenu, *Benvenuti Graphœi*, vivait du temps de Guy de Chauliac: auteur d'un *Traité sur les maladies des yeux* fait à Montpellier. Il ne faut pas confondre cet écrivain avec un autre Bienvenu qui, d'après L. Joubert, a écrit sur les causes secrètes et merveilleuses de certaines maladies et guérisons.

Berand ou *Bernard de Metz*, chirurgien opérateur du temps de Guy de Chauliac.

Bertruce le Bolonais, professeur à Bologne. (1312 après J.-C.)

Un quidam Bohème, rhabilleur ou renoueur.

Bonet, fils de Lanfranc, chirurgien à Montpellier.

Blasius Armcgandus, professeur à Montpellier (1307).

Brun, *Brunus* (1252), l'un des fondateurs de l'École de Bologne. On a de lui une Grande Chirurgie.

Blatearius, dit *Circa instans* (voy. *Plataire*).

Le Commentateur nouveau, qui doit être *Gérard de Solo*. Il venait de commenter le *Viatique* d'Isaac et les divers traités de Rhazès et d'Avicenne.

Le Compagnon des concordances ou le Compagnon de St.-Flour. Sous ce nom, Guy de Chauliac veut, je crois, désigner Jean de Saint-Amand, qu'il aurait connu à Saint-Flour.

Le Conciliateur. Il doit être *Abano* ou *Apono* (Pierre de), professeur de médecine à Padoue (1250 après J.-C.), surnommé *Conciliator* à cause du nom qu'il donna à son premier ouvrage.

Crito, de Piéria, ville de Macédoine, historien qui a écrit sur l'histoire de la Perse, de la Sicile et de la Macédoine.

David (David Kimchi), je pense, juif de Narbonne (1192).

Damocrates ou *Servilius Democrates* (37 après J.-C.), cité d'après Galien.

Démocrite, de Milet. (494 avant J.-C.)

Dioscoride, d'Anazarbe, en Cilicie. (54 après J.-C.)

Dyn ou *Din de Florence*, *Dinus del Garbo*. (1319 après J.-C.)

Estienne Arnaud, de Montpellier, chirurgien opérateur du temps de Chauliac.

Galien (Claude), de Pergame (131 après J.-C.), cité 890 fois par Chauliac.

Gilbert vivait l'an 1300 (Black). Guy de Chauliac le désigne quelquefois sous le nom de *l'Anglais*.

Gordon (Bernard) vivait à la fin du XIIIe et au commencement du XIVe siècle.

Guillaume de Salicet, de Plaisance, écrivit sa Grande Chirurgie en 1275.

Hali-Abbas ou *Ali-Abbas* (Ali-Ben-Abbas-al-Madpucy),

persan d'origine, est peut-être le même que le suivant. (780 après J.-C.)

Hali-Rodoan, que Sprengel désigne sous le nom d'Ali-Ebn-Abbas, surnommé le Magicien, auteur du Royal Almeleky-y, et que Guy désigne comme l'auteur de cet écrit, vivait peu de temps après Rhazès.

Heben Mesué, qu'il appelle le Docteur évangélique, est Jean fils de Mesué. Il vécut à peu près en 1017.

Henri d'Hermondavilla. (1300 avant J.-C.)

Héraclide Tarentin.

Hermès. Il parle du faux *Hermès.* On avait publié sous son nom divers ouvrages fabriqués par les moines d'Alexandrie.

Hippocrate (458 avant J.-C.); il est cité 120 fois dans la Grande Chirurgie.

Hugues de Lucques, mort en 1258, l'un des fondateurs de l'École chirurgicale de Bologne.

Jacques l'Apothicaire vivait à Avignon au temps de Guy de Chauliac.

Jamier vivait bien avant Chauliac. Il a fait, dit ce dernier, quelque chirurgie brutale, en laquelle il a mêlé plusieurs fardeizes.

Jean Damascène ou *Mesué.* On connait plusieurs médecins de ce nom; le plus ancien paraît être du IXe, le plus moderne du XIe siècle.

Jean de Crépatis (Jean les Crevés), empirique de Bologne qui soignait les hernies, d'où lui vient son nom.

Jean de Saint-Amand (Johannes de Sancto-Amando), chanoine de Tournay (1200).

Jean de Parme, d'autres disent de Milan, auteur de l'*École de Salerne.* D'après M. Malgaigne, Chauliac veut désigner un chirurgien de son époque appelé Jean de Parme ou de Saxonia.

Jean-Jacques, chancelier en 1364, auteur du *Thesaurium medicinæ* et d'un livre *de Peste*.

Jean neveu d'Anselme ou Anserin de la Porte avait composé un emplâtre incarnatif (voir l'*Antidotaire*).

Jannice doit être *Jean Sanguinaccius*, médecin de Padoue (1316).

Jesus fils d'Haly.

Jordan?

Isaac (Ishak-Ben-Soleiman), mort en 940 après J.-C. (Voir *Sprengel*, vol. 1, pag 323.)

Isidore.

Lanfranc, de Milan (1296).

Macrobe.

Marcadant (Jacques), chirurgien de Bologne, vivant au commencement du XIVe siècle.

Mondin, *Mondinus*, professeur de Bologne (1325).

Nicolas Catalan, chirurgien opérateur de Toulouse au commencement du XIVe siècle.

Nicolas Prévost, *Præpositus*, directeur de l'École de Salerne dans la première moitié du XIIe siècle.

Odet, de Lyon, florissait à l'époque de Guy de Chauliac.

Ovide, le poète latin.

Maistre Paul. Doit être Jean de St.-Paul, médecin de Montpellier suivant Astruc.

Paul d'Égine, natif de l'île d'Égine, aujourd'hui Eugia (634).

Philagre, frère de Posidonius, vivait à l'époque d'Antylus.

Pierre de l'Argentière ou d'*Argentine*, chirurgien opérateur de Paris, vivait au commencement du XIVe siècle.

Pierre d'Arélate, chirurgien d'Avignon, vivait à l'époque de Chauliac. Il ne faut point le confondre avec Pierre d'Argillata ou d'Argelata de Bologne, en 1410.

Pierre de Bonam, chirurgien de Lyon du temps de Guy.

Pierre de Dye, chirurgien opérateur de la même époque que le précédent.

Pierre d'Espagne ou *Pierre de Portugal*, *Hispanus*, pape sous le nom de Jean XX ou XXI.

Pierre d'Orlhac ou *d'Aurillac*.

Platon.

Ptolémée.

Plataire, surnommé *Circa instans*, auteur d'un livre sur la *simple médecine*. Il commence ainsi : *Circa instans negotium*. Astruc prétend qu'il est désigné sous le nom de *Conciliator*.

Les Quatre Maîtres vivaient dans le XIIIe siècle. *Glossula seu apparatus Quatuor Magistrorum super chirurgiam Rolandi*.

Rabbi Moyse Maimonides, disciple d'Averrhoës, vivait au Xe siècle.

Raymond de Molières, chancelier de l'Université de Montpellier en 1338.

Rasis ou *Rhazès*, appelé en arabe Albubecar-Muhamed, de Ray en Perse. (880 après J.-C.)

Rogier Roger de Parme ou de Salerne vivait avant Roland.

Roland de Parme avait composé sa Chirurgie en 1264 à Bologne.

Rose (la) *anglicane*, titre de l'ouvrage sur la Chirurgie de Jean de Gaddesden (1314).

Sérapion (Jean), médecin arabe (742 après J.-C. d'après René Moreau, 1066 d'après Wolfgang, du IXe siècle d'après Sprengel); le même que Janus Damascenus.

Thadée, de Bologne, naquit à Florence en 1295.

Théodore ou *Théodoric* (1297).

TABLE DES MATIÈRES.

FIN DE LA TABLE.

www.ingramcontent.com/pod-product-compliance
Ingram Content Group UK Ltd.
Pitfield, Milton Keynes, MK11 3LW, UK
UKHW012019240726
13965UKWH00002B/450